事例で学ぶ

実践！ 看護現場の
リーダーシップ

チームの力を引き出すリーダーをめざす

監修　大島　敏子
編集　濱田安岐子

へるす出版

監修にあたって

"終わり良ければすべて良し"という格言がある。確かに物事は，終わり（結果）からそれでよかった・悪かったの判断ができ，そのときにそこに誰がいたかが重要である。看護においては，患者に対して安全に，苦痛なく，効率的に，経済的に，倫理的に，タイムリーに，満足がいく結果を残せれば，まず良かったといえるのであろう。この条件をすべてクリアしながら看護業務を遂行することは，きわめて難しい。

卒後3～4年目ころから任される日常業務における看護チームのリーダー役割は，トライアンドエラーを繰り返し，リフレクションや研修を経て，安定的に遂行できるスキルを保有する。それでも初めのうちは，誰でも，ハラハラドキドキの繰り返しである。業務として分担されたリーダーの役割を四角四面に果たすだけが精一杯で，リーダーシップを発揮するには至らない。皆，経験を積み重ね，試行錯誤しながら，自らのリーダーシップスタイルを築き上げていく。しかし，一人の体験は，その人のものでしかなく，すべての看護職のものにはなり得ない。したがって，先輩諸姉からリーダーシップ発揮の体験談を多く聞いたり，話し合ったりできる人は，幸いである。なかなかそのような場面に恵まれない人は，ペーパーシミュレーションであっても，書物を読むことが情報収集の方法になる。事例の積み重ねが実践的看護体験となり，リーダーシップのスキルアップに有効であると納得するであろう。

本書では，実際にチームで患者に看護を提供する場面で発揮されるリーダーシップについて，必要な要素や基本的知識を提示し，事例を用いて解説しながら，臨床の若いリーダーナースを対象に，業務でリーダーシップを発揮するための手掛かりをつかみ，学びのきっかけとする内容をめざした。掲載された事例は，臨床現場に実際にあったものだが，状況や環境によって個人が特定されないように一部変更してある。

リーダーシップは，多くの体験をした人が，より自信をもって的確に発揮できるようになる。

人や季節や職場環境などにより，2つとして同じ事例はないといわれるが，リーダーを担う看護師たちが本書をテキストにしてグループワークをしたり，話し合ったりすることで，臨床におけるリーダーシップのレベルはアップすることと確信する。

そして，次には読者の皆が，臨床における困難事例を集め，どのように解決したか紹介する役割を担っていただくことを願っている。

2016年9月吉日
大島敏子

はじめに

　日常の看護業務で発揮されるリーダーシップは看護が目的です。看護実践を推進するリーダーシップが発揮できなければ，患者に提供される看護の質を保つことはできません。しかし，卒後3～4年目に初めてリーダー役割を担う看護師にとっては難易度が高く感じられるかもしれません。どのようなリーダーシップを発揮すれば，質の高い看護実践を推進することができるのかを知る必要があります。

　本書では，熟練した実践によりリーダーシップを発揮している看護師に事例を提供してもらいました。リーダーの思考プロセスを示すことにより，リーダーシップを学ぶ手がかりにしてほしいと考えています。

　以下に，本書を活用して行うリーダーシップ研修の一例を紹介します。
①リーダーシップの基本的な考え方を学ぶ(第Ⅰ章「リーダーシップの基本」参照)
　・基本的なリーダーシップの考え方を講義する。
　・リーダーのイメージを書いてみるグループワークや意見交換をして，修正の必要がある点を認識する。
②看護業務におけるリーダーシップの要素を知る(第Ⅱ章「実践！リーダーシップ」参照)
　・5つの要素(p19参照)について事例を読んで感想や意見を表現する。
　　※5つの要素について講師から簡単に説明してもよい
　　※事例を読み込む時間がない場合は事前課題などにする
③練習事例でグループワークをする(第Ⅱ章「実践！リーダーシップ」参照)
　・グループで練習事例についてディスカッションする。
　・実際の現場での体験などを話し合う。
④先輩看護師からアドバイスをもらう
　・グループで話し合ったことに対して，講師からアドバイスやコメントをもらい，学びを深める。
　・講師だけでなく，グループに先輩看護師がファシリテーターとして参加しながら，より身近な立場の看護師からのフィードバックで学びを深める。
⑤リーダーになることを意識したリーダーシップを学ぶ(第Ⅲ章「リーダーシップに必要なスキル」参照)
　・リーダーとしてスキルアップするための交渉術やマネジメントを学ぶ。
　・これからの看護師に求められるリーダーシップを学ぶ。

濱田安岐子

第 I 章 リーダーシップの基本

A 日常の看護業務におけるリーダーシップ　濱田安岐子　12

B 社会科学におけるリーダーシップ論　諏訪　茂樹　20

第 II 章 実践！リーダーシップ

A 看護実践の質を高めるためのチーム内の調整　30

テーマ解説	濱田安岐子　30
事例1　プライマリナースとの連携でチーム内の認識を一致させて看護を展開するリーダーシップ	竿代　宏和　32
事例2　ICUにおいて新卒新人看護師育成と患者の安全管理のバランスをとるリーダーシップ	池　美千代　36
事例解説　コーディネーターになって看護実践の質を高める	濱田安岐子　40
《社会科学からの視点》会議時のリーダーシップ	諏訪　茂樹　43
練習事例と解説	濱田安岐子　44

B メンバーへの学習支援　ティーチングとコーチングの活用　46

テーマ解説	濱田安岐子　46
事例1　カンファレンスの司会をとおして学習支援をしたリーダーシップ	青山　尚美　48
事例2　新卒新人看護師の指導で発揮したリーダーシップ	小柴　梨恵　52
事例解説　効果的な学習支援でチーム力を上げる	濱田安岐子　56

《社会科学からの視点》 ティーチングとコーチングの使い分け・併用		諏訪　茂樹	59
練習事例と解説		濱田安岐子	60

C リーダーとしての看護判断　62

テーマ解説		濱田安岐子	62
事例 1	患者の療養生活支援のための看護判断による リーダーシップ	福田　美紀	64
事例 2	回復期リハビリテーションにおける安全と自立にかかわる 看護判断で発揮したリーダーシップ	徳永　容子	68
事例解説	看護師の権限で判断する	濱田安岐子	72
《社会科学からの視点》 看護師のキャリアラダー		諏訪　茂樹	75
練習事例と解説		濱田安岐子	76

D チーム医療の推進　看護の専門性を生かす多職種連携　78

テーマ解説		濱田安岐子	78
事例 1	人工呼吸器を長期間装着した患者の リハビリテーションで発揮したリーダーシップ	小杉貴子, 長崎栄子	80
事例 2	患者が希望する終末期の在宅療養実現に向けて 発揮したリーダーシップ	渡邊　翔太	84
事例解説	多職種連携のためのリーダーシップ	濱田安岐子	88
《社会科学からの視点》 チームワークとコンピテンシー		諏訪　茂樹	91
練習事例と解説		濱田安岐子	92

E	目標達成のための牽引 危機的状況を乗り越える		**94**
テーマ解説		濱田安岐子	94
事例 1	夜勤でアクシデントが発生したときの 少人数チームで発揮したリーダーシップ	伊達由起子	96
事例 2	東日本大震災の非常事態で発揮したリーダーシップ	櫻田　京子	100
事例解説	危機を乗り越えるリーダーシップ	濱田安岐子	104
《社会科学からの視点》 危機対処時のリーダーシップ		諏訪　茂樹	107
練習事例と解説		濱田安岐子	108

第Ⅲ章　リーダーシップに必要なスキル

A	リーダーに必要な交渉術の研修	松浦　正子	**112**
B	問題解決のできるリーダー育成プログラム	福田みゆき	**120**
C	これからの看護師に求められるリーダーシップ	大島　敏子	**127**

【付　録】情報化による看護マネジメント	池川　充洋	**133**

イラスト：大弓千賀子

執筆者一覧

濱田安岐子	（NPO法人看護職キャリアサポート）
諏訪　茂樹	（東京女子医科大学看護学部）
竿代　宏和	（順天堂大学医学部附属順天堂越谷病院看護部）
池　美千代	（多摩南部地域病院看護部）
青山　尚美	（横浜市立大学附属市民総合医療センター看護部）
小柴　梨恵	（神奈川県立保健福祉大学保健福祉学部）
福田　美紀	（済生会横浜市東部病院看護部）
徳永　容子	（江戸川病院看護部）
小杉　貴子	（藤沢市民病院看護部）
長崎　栄子	（藤沢市民病院看護部）
渡邊　翔太	（横須賀共済病院看護部）
伊達由起子	（よこすか浦賀病院看護部）
櫻田　京子	（東北大学病院看護部）
松浦　正子	（神戸大学医学部附属病院看護部）
福田みゆき	（協和会病院看護部）
大島　敏子	（フリージア・ナースの会）
池川　充洋	（株式会社ケアコム）

（執筆順）

第 I 章

リーダーシップの基本

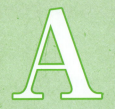
日常の看護業務における リーダーシップ

はじめに

　看護師は看護師国家資格を取得した後，臨床の現場では看護師として指導を受けなくとも日常ケアを実践できるようになると，看護現場のリーダーシップを学びはじめます。チームナーシングを採用している現場では日々のリーダーあるいは，コーディネーター（以下，リーダー）業務にチャレンジする場を提供されます。研修ではリーダーシップの理論を学び，毎日の業務のなかでリーダーという役割をとおして，患者や家族が効果的な看護を受けられるように，チーム医療あるいは看護チームが効果的に機能するためのリーダーシップを求められるようになります。

　リーダーシップは，メンバーを強く牽引する場合もあれば，チーム員それぞれの強みを生かして目標達成できるように支援あるいは調整する場合もあります。未熟なリーダーにとっては，リーダーと呼ばれる役割であっても，スタッフと医師の間の伝達役や，書類作成，電話対応に追われるといった「リーダー業務」を遂行する日々の体験にとどまっていることが多いのではないでしょうか。また，研修で学んだリーダーシップ理論を「理想でしかない」「自分には難しい」「こんなに忙しいなかでどうやって実践すればいいの!?」と感じている看護師もいるのではないでしょうか。忙しいときこそ，実はリーダーシップは発揮されるものであることは，熟練した看護師には十分に理解できます。しかし，成長の途上にある看護師には想像もつかず，熟練した看護師の頭のなかを覗く機会はめったにありません。実際にどのように進めていけば本来の目標達成に向かうリーダーシップになるのでしょうか。

看護現場におけるリーダーシップは組織における看護理念の実現に向かうこと

1. リーダーシップと看護の目的

　そもそも，リーダーシップとは何でしょうか。リーダーシップの定義はリーダーシップ研究の数だけあると考えられ，さまざまな研究結果から，あえて表現するならば，「特定の目的を実現するために，個人や集団に影響を及ぼすこと」[1]といえます。看護師が実践するのは看護です。看護師が実践するリーダーシップの特定の目的は看護であり，看護の目的が認識できていないことには，看護のリーダーシップは発揮できないと考えられます。

　看護の目的とは何でしょうか。さまざまな表現はあるものの広く考えれば，患者あるいは対象（以下，患者）の健康上のニーズに対してケアすることと筆者は考えています。

看護の基礎教育では，看護の方法論とともに「看護とは何か」「看護の目的は何か」という学習場面があり，問い続けられ，そして，自分自身で問い続けるための学習の場を提供され，自然と看護師として看護の目的に向かって行動するようになることが多いように思います。しかし，看護の目的に向かってチームで行動できるように「影響を及ぼす」立場に立つことは訓練されていません。さらにいえば，基礎教育で学ぶ看護の目的が自然に行動化されるため，所属する組織の看護の目的に対して認識が薄くなっている可能性もあります。

2．リーダーシップは，どこに向かって発揮するのか

　一般に看護師の実践の場では，その組織の掲げる「理念」や「基本方針」「目標」などが存在します。どちらの方向に看護を提供していくのか明確になっています。日々の看護実践の目的は，所属する組織の理念や目標を行動化して患者に提供することです。看護部長から提示される看護部の理念と年度の目標などから，副看護部長や看護師長はマネジメントを担当する部署や領域で，その理念の実現に向かって目標達成のためのアプローチを進めています。看護単位を担当する師長は目標を掲げ，主任と協力しながらスタッフが行動化できるようにマネジメントしています。リーダーシップの方略としてのマネジメントです。さらに，組織全体で目標管理を推進している現場では，スタッフ自身も個人目標を設定し，組織の理念や目標を達成するために行動していきます。日常の看護業務やマネジメント業務，自分自身の課題をふまえて目標は設定されます。日々，目の前の患者に提供する看護は，所属する組織が実現しようとする看護に連動するものです。そういったことをふまえると，日常の看護業務におけるリーダーシップは，組織が実現しようとする看護を提供するためのリーダーシップを考えることになります。

　リーダーシップを学ぶとき，どこに向かってリーダーシップを発揮するのか認識できずに方法論ばかりを学んでいる場合が多い気がしています。看護師がリーダーシップを学習する場合，その看護師が発揮するリーダーシップの方向性を明確に理解できればよいのですが，リーダーシップを理論として学習し，日常の実践につながっていない場合には，その目的が明確になっていないことがあります。一般論としての「特定の目的（リーダーシップの目的）」が看護実践の目的とつながっていない場合は多いのではないでしょうか。特に，リーダーシップを学ぶ初期段階の看護師にとっては，どこに向かって進むのか認識できないまま，方法論ばかりを学んでいると，リーダー役割を担当する時間帯

では、トラブルが起きないように、あるいは、トラブルが起きたときに解決するための対処といった、チーム内の調整や医師との連携、他部門との連絡を主眼とした安全対策にばかりエネルギーを注いでしまう可能性があります。もちろん、安全対策は重要であり、実現したい看護を推進するためには安全が大前提です。ただし、安全対策の先にある、実現したい看護を見失わないようにリーダーシップを発揮する必要があります。

リーダーシップを発揮すること
1．リーダーシップの表現

　以前、リーダーシップの研修を実施させてもらった病院の看護部で、研修前の課題として、研修に参加する看護師が認識しているリーダーシップについての考えを、実践事例とともに提示してもらいました（研修を依頼してくださった看護部長と研修参加者の了解を得て情報を提供しています）。その結果、3割の看護師の回答でリーダーシップの目的が表現されていませんでした。具体的な行動として、チーム内の仕事の調整やチームをまとめることなどは表現されていましたが、それが、何のために行われるのかが表現されていなかったのです。また、リーダーシップの目的が表現されていた7割の看護師たちは、目的を一般論として「組織の目標を達成するために」とそれに類する表現も含めた文言が表現されながら、実際の事例提示では、看護部の理念や所属する部署の目標に対応した表現がありませんでした。

　課題は実践事例について、事例とともに「うまくいった／失敗した／つらかった／これでよかったのか」などを表現してもらいました。しかし、そこには、日々の多忙な業務のなかで起こったトラブルに対して解決に向けて行動した事例やスタッフ育成のことが、その結果とともに具体的に記述されていましたが、それが理念や目標とどのようにつながっているのかは表現されていませんでした。これは、何を意味するのでしょうか。研修前の課題としては、筆者にとって研修内容を検討するためのモチベーションが上がる材料にはなりましたが、実は、こういう看護現場は多いのではないかと思います。「うまくいった／失敗した／つらかった／これでよかったのか」という課題は、看護師に自分の実践の一場面を評価する意図から表現してもらいます。評価をする場合には、基準となるリーダーシップの目的が前提になるので、看護師の思考がみえてくると考えています。しかし、看護師たちが認識するリーダーシップの一般的な定義と実践が乖離している状況にあり、学んだ理論が、所属する組織の理念や目標、日常の実践とつながっていないことは推察できました。

　リーダーシップが発揮できていないあるいは、うまくいかなかったという認識の看護師のほとんどは、リーダーシップの「目標に向かう」という考え方を、「目標を達成する」ことと理解しているように思います。もちろん、目標を達成できれば満足感や達成感も大きく、行動としてリーダーシップを発揮できたかどうかを評価しやすいのですが、目標を達成できなかった場合にリーダーシップを発揮できたかどうかの評価は難しくなり

ます。その場合，丁寧にそのリーダーとしての行動のプロセスを紐解きながら，自分自身あるいは，チームの仲間が「リーダーは目標に向かって行動できていたのか」という視点から評価する必要があるでしょう。目標達成のための方法や，実際のリーダーとしての行動，アプローチはどうだったのかという検討は必要ですが，目標に向かって行動していたかという視点でリーダーシップを発揮できていたかを評価したいものです。

2. リーダシップは成長とともに変化する

　リーダーシップは看護師の成長とともに変化していくという考え方で，目標を達成できなかったさまざまな要因とその解決方法は，リーダーシップを学んでいる看護師の課題としても認識できます。また，リーダーシップを発揮できなかったと認識している看護師には，問題や課題を解決するための方法を自分自身で考えられなかったという「リーダー自身の問題・課題解決能力」と「リーダーシップ」を混同している場合があります。チームメンバーの提案を受けて問題解決が進んだときなど，アドバイスを受けて解決したと感じている場合，「自分はまだまだリーダーとして未熟である」と感じながら，同時に「リーダーシップを発揮できなかった」と考えている場合もあります。チームメンバーの意見を引き出しながら看護実践を進めていくことは，リーダーシップとして重要な行動です。逆に，メンバーの意見に耳を傾けられずに，目標に向かって実践できているかが検討できておらず，リーダーシップを発揮できていないことのほうが多いのではないでしょうか。チームメンバーが，その特性や能力を最大限発揮することのできるリーダーは，リーダーシップを発揮しているといえます。

日常の看護業務におけるリーダーシップ

　看護関連の文献・書籍などでは，看護師が求められるリーダーシップがさまざまな形で表現されています。時には，「ビジョンを示す」「チームの推進力となる」ことなどが示され，日常の看護業務のなかで発揮されるリーダーシップとはかけ離れた，トップマネジャーに期待されるであろうリーダー像が表現されている場合もあります。リーダーシップを学びはじめた看護師にとっては，自分とはかけ離れた特性をもつリーダー像を研修で示され，自分にリーダーシップは発揮できないと感じている看護師がいるかもしれません。リーダーシップを学ぶ場合には，看護現場で求められる，いずれトップマネジャーとして活躍する可能性のある一握りの看護師が学んでいることを前提に，望まれるリーダー像を知る必要があります。しかし，初期段階のリーダーシップの学習場面では状況や役割に応じて，また，看護師の成長やキャリア発達とともに変化するリーダーシップであることを同時に伝えていきます。

　日常の看護業務のなかでリーダーシップが発揮できたかどうかを考える場合には，日常実践している看護はどこに向かって進んでいるのかを，まずは認識する必要があります。繰り返しになりますが「看護部の理念や目標などの実現に向かうこと」という考え

方が前提です。看護師の最も身近な看護実践の目標は，看護過程に表現される「患者の目標」です。日々，患者に提供される看護は看護過程の展開が根拠として実践されます。そこに表現される目標設定に向かって実践することが，看護師にとって最優先するリーダーシップです。組織としての看護理念や目標はすべての患者に提供する看護の表現であり，さらにいえば，患者目標を達成するための方法を表現したものであると考えることができます。看護部の理念の表現は，看護の結果ではなく，看護部を組織する個々のスタッフあるいは，チームで提供する看護"How（＝いかに）"が多い印象です。それは，看護過程に表現される患者目標は個別的なもので，「看護はプロセスである」という考え方のもとに，看護の結果ではなく，「私たちはどのような看護を提供するのか」という表現になっているのではないかと筆者自身は認識しています。そういったことをふまえ，日常の看護業務のなかで実践するリーダーシップは，担当する患者に看護部の理念や目標に向かって看護を表現しながら，看護過程の展開を目的に実践するものであると考えられます。

リーダーシップにおいてチーム内で「影響を及ぼす」ということ

　ここまで，どこに向かってリーダーシップを発揮するのかという目的について述べてきました。リーダーシップの定義から考えると，「特定の目的を実現するために，個人や集団に影響を及ぼすこと」[1]を前提に，日常の看護業務のリーダー役割において，個人や集団に影響を及ぼすということを考えてみます。

　「影響を及ぼす」ことは，先頭に立つという単純な旗振り役ではないと認識しています。旗の振り方はさまざまで，リーダーシップは多くの研究によって類型や特性論，発達対応モデル，場面（状況）対応モデル，そして，コーチングに至るまで，多様な方法論が述べられており，影響の及ぼし方はさまざまです。影響を及ぼす方法は，その看護師の学習状況やキャリア発達に影響されるのではないでしょうか。リーダーシップを発揮するために実践できる手法や方略の手札をいくつもっているか，あるいは，創造的で柔軟な姿勢をもっているかが目標達成に大きく影響します。リーダーシップの発揮の仕方や目標の達成度を大きく左右し，リーダーの行動や言動がメンバーに及ぼす影響は大きいものです。リーダーのモチベーションが低い，あるいは，目標を見失っている，個人的な感情で進む方向を決めているなどの状況があれば，メンバーは向かう方向を見失う場合もあります。

　リーダーが本来の看護現場に必要なリーダーシップの目的を見失っていると，影響を及ぼす内容が変わってきます。日常の看護実践のなかで，看護部の理念や目標に向かって看護を表現しながら，看護過程を展開することを目的にリーダーシップを発揮しているのではなく，例えば，極端ではありますが，「とにかく看護実践はメンバーに任せて，トラブルさえ起こらないように調整して早く仕事が終わればよい」という認識でリーダー役割をこなしていれば，そのリーダーの姿勢がメンバーに伝わって，さまざまな影

響を及ぼす可能性があります。看護実践をメンバーに任せるとはいえ，状況を把握しながら見守る支援をしているのではなく，看護実践に対する責任の放棄であり，リーダーシップを発揮する方向性が違う場合です。メンバーのなかには組織における看護の目的を理解し，自分が担当する患者の看護過程の展開と，理念や目標に向かって看護を提供している看護師も存在するかもしれません。しかし，自分がメンバーとして進めているチームのリーダーが，リーダーシップの目的を見失っていれば，モチベーションは下がってしまう可能性があります。「早く仕事を終わらせる目的でトラブルが起きないように調整し，さらに，メンバーのモチベーションを下げる」影響を及ぼすリーダーシップを発揮したことになってしまいます。目的を見誤っている，あるいは，目的が明確でないリーダーシップの結果はこういうことなのではないでしょうか。リーダーとして未熟な，手札の少ないリーダーであっても，目的さえ見誤っていなければ，メンバーと共に知恵を出し合いながら，チームで看護することによって，看護現場に求められるリーダーシップは実践できます。

〈 日常の看護現場におけるリーダーシップとは 〉

看護組織の理念や目標に沿いつつ，担当する患者に対して，リーダーとメンバーのもつ特性や能力を最大限に引き出して活用しながら，チームで看護を実践すること

すぐれたリーダーシップの実践

看護実践は看護過程の展開そのものであり，患者に必要とされる看護を提供するプロセスのなかで，所属する看護組織の一員として看護部の理念や目標を表現していくことが看護チームです。日常の看護実践にかかわるさまざまな周辺の問題解決や調整をしながら進めるものであることはいうまでもありません。看護におけるリーダーシップの実践は，看護師としてのキャリアと同様に発達し，開発され，変化していきます。看護を実践するという目的は同じであっても，メンバーに対して影響を及ぼす度合いや影響の及ぼし方が，リーダーとしての成長を表します。目的に向かうための方法の手札をいくつもっているか，そして，創造的で柔軟な姿勢がリーダーとしての成長度合いを示します。看護実践に関係する知識の場合もあれば，人間関係調整能力の場合もあります。すぐれたリーダーシップを発揮できる看護師は，さらに，表現力・指導力・学習支援のスキル，人としての魅力も影響を及ぼしているかもしれません。チーム全体が目的に向かって進むための方略として，さまざまなスキルを使い，その場の状況に応じて自分自身の特性を生かしながら，さらに，チームメンバーの能力を最大限に引き出し，活用して推進していきます。

すぐれたリーダーシップを実践できる看護師は，存在そのものがリーダーである場合

が多いように思います。もちろん,前述のリーダーシップを実践していることを前提として,チームメンバーが目的に向かって看護実践できるように,さまざまな方法を駆使して行動していることはいうまでもありません。しかし,そういったリーダーシップとして意識された役割行動だけではなく,その看護師が現場にいるだけで,個々の看護スタッフの目標が明確に意識され,目的に向かって行動できるのです。このようにいうと,時々,「その人のカリスマ性ではないのか」という人もいますが,実はそうではないと筆者は考えています。それは,リーダーを役割として担当するときだけでなく,日頃から,患者に展開される看護過程を根拠とした実践を看護スタッフが実現できるように支援し,共に学び,自分自身も役割の範囲でモデルとなって実践しているからではないでしょうか。さらに看護実践においては,看護部が実現しようとする理念や目標を行動レベルで表現し,その行動が看護実践では重要事項であることを,周囲のスタッフが理解できるように伝えているかもしれません。日常のそういった積み重ねが,カリスマ性を感じさせる要因になっていると考えられます。実は,すぐれたリーダーシップの実践は,日々の行動の積み重ねによって発揮されるのではないでしょうか。

日常の看護業務でリーダーシップを発揮するために

　これまでの内容で,リーダーシップは行動で表現される思考プロセスであることを伝えてきました。リーダーになりたての看護師は,先輩看護師がリーダーシップを発揮している場面をみていると,自分には到底無理だと考えてしまうことが多いのではないでしょうか。先輩看護師たちが,どのような場面で何を考えてどのように行動しているのか,そして,何を大事にしているのかがわかれば,自分自身がリーダーシップを発揮するためのヒントが得られます。

　本書では,リーダーシップを発揮した場面を,現場で働く10名の看護師に事例として提供してもらい,その内容から,日常の看護現場において発揮するリーダーシップの要素を抽出しました[2]。それが,本書の構成の基盤になっている5つの要素です。この5つの要素が見出されただけでも,リーダーシップが発揮できずに悩む看護師にとっては大きなヒントになりそうです。さらに,その5つのそれぞれの視点から,リーダーシップを発揮した看護師の思考プロセスや結果としての行動がみえると,さらに学ぶことができます。「こんなふうに考えて行動しているのか」「こういうときはこう判断するのか」など,先輩の頭のなかをのぞくことができるのは大きな学びにつながることでしょう。練習問題も活用しながら,リーダーシップを発揮するための学習を進めていってもらいたいです。

〈 日常の看護現場におけるリーダーシップの5つの要素 〉

①看護実践の質を高めるためのチーム内の調整
②メンバーへの学習支援
③看護判断
④チーム医療の推進
⑤目標達成のための牽引

【文　献】
1）諏訪茂樹：看護にいかすリーダーシップ；ティーチングとコーチング，場面対応の体験学習．第2版，医学書院，東京，2011, p5.
2）濱田安岐子：看護の現場でリーダーシップを発揮する看護師を育成すること．小児看護38（3）：373-377, 2015.

B 社会科学における リーダーシップ論

リーダーシップとは

1. 理念を実現するため

　古い看護管理の教科書には，リーダーシップとは，人々を統率したり束ねたりしながら引っ張っていくことだという説明が，たびたびみられました。このような説明はあまりにも一面的です。社会科学の分野の研究に基づいているというよりも，執筆した個人の体験や考えに基づいているといわざるを得ません。

　リーダーシップは社会心理学や経営学など，社会科学の領域で研究されてきました。社会科学の領域では，リーダーシップの定義はリーダーシップ研究の数だけあるといわれており，つまり，研究者によってリーダーシップの定義はまちまちなのです。ただし，多様な定義のなかから共通項を抽出することも可能であり，それを行うと，リーダーシップとは目的（目標）を実現（達成）するために，個人や集団に影響を及ぼすことなのです。

　いかなる職場にも目的があります。その目的は理念として掲げられており，われわれは理念を実現するために働くのです。そして，目的である理念を実現するために，職場全体や各部署，さらには各個人が目標を設定することになります。

2. 社会のため，人々のため，患者のため

　「地域医療に貢献します」とか，「質の高い医療を実践します」とか，「患者中心の医療を実現します」とか，どの病院も社会的使命を理念として掲げています。つまり，私たちは社会のため，人々のため，患者のために働くのであり，そのうえで発揮されるのがリーダーシップなのです（**図1**）。

　リーダーシップを発揮するのは，チームリーダーだけではありません。管理職や施設長も理念を実現するために職員に影響を及ぼします。また，スタッフも理念を実現するために患者に看護を行いますし，理念を実現するスタッフに育つように，プリセプターも新人に影響を及ぼすのです。

　影響の及ぼし方もさまざまであり，統率したり束ねたりして引っ張っていくだけではありません。縁の下の力持ちタイプもいれば，黙っているだけで影響を及ぼす人もいるのです。

　このように，リーダーシップはすべての人に求められるものであり，リーダーシップスタイルも多様です。それなのに，なぜ，特定の人がほかの人々を統率したり束ねたり

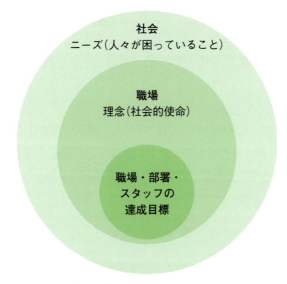

図1　ニーズと理念と目標

して引っ張っていくのがリーダーシップだという考えが広まったのでしょうか。それは，単純労働者を束ねるための上意下達のピラミッド組織が，20世紀に製造業を中心にして広まったからです。

そこで，20世紀に社会科学の領域で研究されたリーダーシップ論について，まずはみていくことにしましょう。

20世紀に広まったリーダーシップ論

1. 最善のタイプを求める類型論

20世紀前半にレヴィンの行った作業実験は，今日でもたびたび紹介されます（**表1**）[1]。レヴィンは10歳の子どもたちを集めて，お面作りの課題を与えました。そして，3つのタイプのリーダーを用意して，影響の違いを調べたのでした。リーダーのタイプは，何かと細かな指示を出す権威型，必要最小限のことしか言わない放任型，そして，子どもたちと一緒に話し合い，作業にも一緒に取り組む民主型でした。実験の結果は次のとおりでした。

まず，権威型リーダーのもとでは，リーダーに対する依存的行動が子どもたちにみられ，常に潜在的な不満をかかえており，しかも人間関係はぎくしゃくしていたというこ

表1 レヴィンの作業実験

タイプ	特徴	子どもたちと反応
権威型	何かと細かな指示を出す。	依存的行動，潜在的不満，人間関係の悪化
放任型	必要最小限の指示だけで，あとは放っておく。	サボタージュ，質・量ともに最低の結果
民主型	一緒に話し合い，一緒に作業に取り組む。	質的には最高の結果，やる気と友好的雰囲気

〔Lewin K, Lippitt R, White RK：Patterns of Aggressive Behavior in Experimentally Created "Social Climates". The Journal of Social Psychology 10(2)：271-299, 1939. を参考に作成〕

とです。次に，放任型リーダーのもとでは，子どもたちは作業をさぼって遊んでしまい，作業結果は質・量ともに最低だったということです。最後に，民主型リーダーのもとでは，量の面では権威型に劣るが，最も質のよいお面ができあがり，やる気と友好的な雰囲気が漂っていたということです。

2．バランスを求める特性論

　レヴィンによる実験のように，リーダーシップをいくつかのタイプに分けて，それらの長短や優劣を論じるものを類型論といいます。そして，やがて，「これ」か「あれ」かの類型論とは別に，「これ」も「あれ」も必要だという特性論が出てきました。

　よく知られている類型論の一つは，ブレークとムートンによるマネジリアル・グリッドです（**図2**）[2]。それによると，スタッフに配慮する「人間への関心」と，結果を重視する「業績への関心」の両方が，リーダーには必要になります。

　どちらにも関心をもたないのは無責任であり，最も望ましくないリーダーです。また，職場は仲良しクラブではなく，スタッフが集まっているのは仕事をするためですから，人間にしか感心を示さないリーダーも不十分です。同様に，スタッフは機械の歯車でもなければ消耗品でもないので，業績にしか感心を示さないリーダーも不十分です。結局，人間と業績の両方に強い関心を示し，動機づけを重視しながら好成績をめざすリーダーが，最も望ましいことになります。

　三隅によるPM理論[3)-5)]も，マネジリアル・グリッドと同じ枠組みの特性論です。PMのPはパフォーマンスのPであり，つまり，マネジリアル・グリッドにおける業績への関心に対応しています。また，PMのMはスタッフに対するメンテナンスのMであり，つまり，マネジリアル・グリッドにおける人間への関心に対応しているのです。

　PM理論がマネジリアル・グリッドに比べてすぐれている点は，最も望ましいのはPとMの両方が強いリーダーであり，最も望ましくないのは両方が弱いリーダーであることを，多くの実験や調査をとおして実証したことでした。

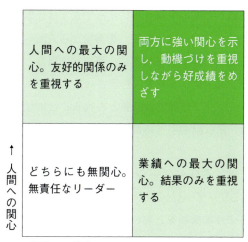

図2　マネジリアル・グリッド
（Blake RR, Mouton JS : The managerial grid. Gulf Publishing, Houston, 1964. を参考に作成）

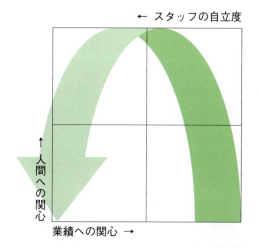

図3　シチュエーショナル・リーダーシップ理論
〔Hersey P, Blanchard KH（山本成二，水野基，成田攻・訳）：行動科学の展開；入門から応用へ．日本生産性本部，東京，1978, p225. を参考に作成〕

3．使い分けを求める状況対応論

「これ」も「あれ」も必要だという特性論から，やがて「これ」と「あれ」の使い分けを議論する状況対応論が，20世紀の終わりに生まれてきました．どういうときに「これ」が必要で，どういうときに「あれ」が必要かを，状況対応論では議論します．

状況対応論にもさまざまなモデルがありますが，その一つがマネジリアル・グリッドから発展したシチュエーショナル・リーダーシップ理論です（**図3**）[6]．それによると，

未熟なスタッフには業績への関心を最大限に払ってまずは仕事を覚えてもらい，そうすることで成長してきたスタッフには主な関心を業績から人間へと移していき，やがて成熟したスタッフには人間への関心も払わずに，最終的に自立してもらうのです。

こうして，マネジリアル・グリッドでは否定されたPもMも弱いリーダーは，シチュエーショナル・リーダーシップ理論では必要とされることになりました。自立度の高い成熟したスタッフには，PもMも引っ込めて，見守るだけでよいとされたのです。

自立したスタッフを育てるリーダーシップへ

1．単純労働者を束ねるリーダーシップ

レヴィンはお面作りの作業実験をとおして，理想的なリーダーのタイプを考えました。また，三隅のPM理論でも，実験や調査の対象になったのは，主に炭鉱労働者や工場労働者でした。つまり，物作りに携わる人々を対象にしたリーダーシップ研究が20世紀には多かったのです。

20世紀は上意下達のピラミッド組織と大量規格生産の時代でした。近代的な軍隊組織であったピラミッド組織は，20世紀に入ると生産現場にも取り入れられました。そして，流れ作業による単純労働を可能にしたベルトコンベアの導入とあいまって，大量規格生産を実現したのです。やがて，ピラミッド組織は生産現場だけではなく，施設や役所や大学にまで広がっていきました。

ベルトコンベアによる大量規格生産の現場では，指示どおり・マニュアルどおりに働くことが求められます。勝手に創意・工夫を凝らせば，不良品が続出してしまうからです。そのために，スタッフをいかに束ねて，指示どおりに働かせるかが，生産現場のリーダーには問われました。こうして20世紀に，集団を束ねて引っ張っていくことがリーダーの役割として重視されるようになり，類型論や特性論によって研究されてきたのです。

2．工業中心からサービス業中心の社会へ

20世紀の終わりになると，変化が訪れます。先進国では安い労働力を求めて生産現場を海外に移すようになり，国内では工業中心からサービス業中心へと産業構造が急速に変化していきました。

サービス業で指示どおり・マニュアルどおりに働けば，安かろう・悪かろうのサービスしか提供できません。一人ひとりの利用者に合ったベストなサービスを自ら主体的に考えなければ，質の高いサービスは実現されないのです。こうして20世紀の終わりには，指示待ちスタッフが非難されるようになり，自ら判断して実践できる自立したスタッフが求められるようになりました。このような歴史的・社会的背景のもとで，自立したスタッフを育てようとするシチュエーショナル・リーダーシップ理論が登場してきたのです。

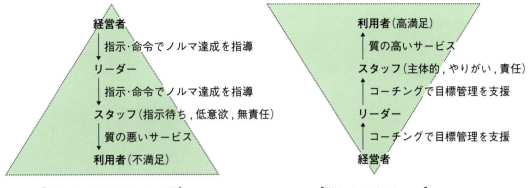

図4　ピラミッド組織と逆さまのピラミッド
（諏訪茂樹：対人援助のためのコーチング；利用者の自己決定とやる気をサポート．中央法規出版，東京，2007, p94. を参考に作成）

　スタッフに自ら判断して実践してもらうためには，それまでリーダーが握っていた権限をスタッフに移譲しなければなりません。そして，スタッフ自身が目標を立てて計画し，実行したうえで評価するという，一連の主体的な目標管理の過程を，リーダーは指示や業務命令ではなく，答えを引き出すコーチングでサポートすることになるのです。

　スタッフに権限を移譲して，コーチングでサポートするためには，従来のピラミッド組織では不都合です。ピラミッド組織では目標が上から下にノルマとして与えられるのであり，その達成が指示・命令によって指導されるからです。そこで，やはり20世紀の終わりに，サービス業にふさわしい21世紀型の組織として，逆さまのピラミッドが提唱されるようになりました（図4）[7]。いちばん上に位置づけられた利用者の下には，サービスを主体的に提供するスタッフが位置づけられて，さらにその下にスタッフをサポートするリーダーが位置づけられたのです。

　こうして，スタッフの主体的な目標管理をサポートするために，ウィットモアが提唱したコーチングがリーダーにとって必修能力となり[8]，目標管理やコーチングを可能にするために，逆さまのピラミッドをめざす組織改革が進むことになったのです。

3. ティーチングとコーチングの使い分け

　個々の患者によって看護ニーズは異なるわけですから，大量規格生産に従事するときのような単純労働では，質の高い看護サービスも提供できません。リーダーに依存しながら指示どおり・マニュアルどおりに働くのではなく，自立した高度な専門職として，個々の患者に合ったベストな看護を，自ら判断しながら行わなくてはならないのです。

　ただし，高度な専門職として初めから自立できるわけではなく，看護師も新人のころは右も左もわからない依存した状態にあります。依存した状態の人にコーチングを試しても，うまくいきません。初心者には答えを与えるティーチングが必要であり，まずは

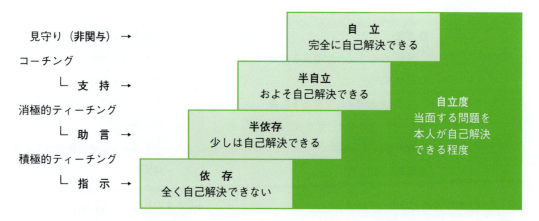

図5 自立度に応じたティーチングとコーチングの使い分け
(諏訪茂樹:看護にいかすリーダーシップ;ティーチングとコーチング,場面対応の体験学習.第2版,医学書院,東京,2011,p31.を参考に作成)

　基本的なことを教えなければならないというのが,コーチング発祥の地のスポーツ界でも常識なのです。「コーチングか,ティーチングか」と二者択一式に考えるのではなく,ティーチングとコーチングの使い分けを考えるほうが,実際には役立ちます(**図5**)[9]。

　①「やったことがない」「自信がない」「全く自己解決できない」「どうすればいいか教えてほしい」という依存のスタッフには,「…しましょう」「…してください」という指示(積極的ティーチング)が,どうしても必要になります。

　②「やったことはある」「でも,まだ自信がない」「少しは自己解決できる」「自分のやり方が適切か否か,アドバイスが欲しい」という半依存のスタッフには,もう少し本人の主体性を尊重して,「…してはどうですか?」「…という方法もありますよ」という助言(消極的ティーチング)が望ましいでしょう。

　③「何度かやったことがある」「そこそこ自信がある」「およそ自己解決できる」「自分のやり方を認めて応援してほしい」という半自立のスタッフには,さらに本人の主体性を尊重しつつ,「どうすればいいと思う?」「どうしたいの?」などと質問して答えを考えてもらい,妥当な答えが出てきたところで「じゃあそうしましょう」といって支持するコーチングが効果的なのです。

　④「いつもやっている」「自信がある」「完全に自己解決できる」「任せてほしい」という自立したスタッフには,口出しせずに見守るだけでよいでしょう。

　本人に任せられない問題を放置してしまい,あとで取り返しのつかない事態を招くことは,避けなければなりません。逆に,任せておけばよいことにまで口出ししてしまい,本人のやる気や主体性を潰してしまうことも避けるべきです。スタッフの自立度に応じて,ティーチングとコーチングとをうまく使い分けながら,徐々に任せてよい業務を増やしていくことで,自立した専門職を育てることが可能になるのです。

【文　献】

1) Lewin K, Lippitt R, White RK: Patterns of Aggressive Behavior in Experimentally Created "Social Climates". The Journal of Social Psychology 10 (2) 271-299, 1939.
2) Blake RR, Mouton JS: The managerial grid. Gulf Publishing, Houston, 1964.
3) 三隅二不二・編著：リーダーシップの行動科学；「働く日本人」の変貌．朝倉書店，東京，1994．
4) 三隅二不二：リーダーシップの科学；指導力の科学的診断法．講談社，東京，1986．
5) 三隅二不二：リーダーシップ行動の科学．改訂版，有斐閣，東京，1984．
6) Hersey P, Blanchard KH（山本成二，水野基，成田攻・訳）：行動科学の展開；入門から応用へ．日本生産性本部，東京，1978, p 225.
7) 諏訪茂樹：対人援助のためのコーチング；利用者の自己決定とやる気をサポート．中央法規出版，東京，2007, p 94.
8) Whitmore J（清川幸美・訳）：はじめのコーチング；本物の「やる気」を引き出すコミュニケーションスキル．ソフトバンククリエイティブ，東京，2003．
9) 諏訪茂樹：看護にいかすリーダーシップ；ティーチングとコーチング，場面対応の体験学習．第 2 版，医学書院，東京，2011, p 31.

MEMO

第Ⅱ章

実践！
リーダーシップ

　本章では，日常の看護現場におけるリーダーシップの5つの要素をそれぞれ解説したうえで，リーダーシップを発揮した場面の行動と思考プロセスについて2例ずつ提示していきます。それぞれの要素は，すべてリーダーシップの「看護組織の理念や目標に沿いつつ，担当する患者に対して，リーダーとメンバーのもつ特性や能力を最大限に引き出して活用しながら，チームで看護を実践すること」を前提としており，それぞれの行動が，組織の理念や目標に沿って発揮されていること，そして，自分自身がリーダーとしてできることを考え，メンバーに能力を発揮してもらうことで，どのようにして看護につなげていったのかが表現されています。

　さらにその要素は，リーダーとしてどのような行動の意味をもっているのか，社会科学からの視点でまとめています。看護師の思い込みだけでなく，客観的な社会科学の立場からの意見も学びに生かすことができます。

　最後の練習事例は，それまで読んで学習した後の自己学習課題です。こちらも，自分自身で考えるための学びに生かしてもらえれば幸いです。

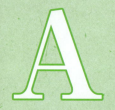

看護実践の質を高めるための チーム内の調整

テーマ解説

　リーダーナース（以下，リーダー）は，看護チーム内のメンバー同士の連絡や業務分担の調整のほか，目標達成に向けて業務と目標を関連づけながら情報収集とアセスメントをしています。そのうえで，チームメンバーの認識の共有とケアを検討して統一するための話し合いの場を設け，看護ケアの進め方や進行状況について確認し合っています。リーダーが，日常業務でいちばんリーダーシップを発揮していると意識しやすい場面でもあります。例えば，「患者ケアや家族支援の進行状況をスタッフと確認すること」「看護職チームの連絡調整」「メンバーナースの業務調整」「話し合う場を設けること」などがあります。

　リーダーは，担当する患者に刻々と進められる検査や治療・処置・ケアを，限られた人数で必要な事項を抜けることなく，より効果的に実施するための方法を模索しつつ調整をしていきます。特に，予定外の入院や患者の病状変化，治療方針の急な変更があったときなどは，業務をどのように振り分けて実施していくか，その判断は優先順位が定まっているか，ということが重要になります。単純に時間配分や手順の複雑さだけを基準にするのではなく，組織において大事にしている看護理念や看護方針が揺るがない判断をしているかがリーダーシップの発揮のしどころです。

　この，メンバー同士の連絡調整や業務分担は，看護の思考プロセスが抜けていると，看護のリーダーシップではなくなってしまいます。限られた人数のチーム全体で受け持つ患者に対して，必要なケアや処置を実施していくためには，分単位の時間で進められるパズルのような業務内容を調整していきます。チームメンバーがそれぞれの受け持ちの患者に集中しているために見えにくくなる全体の動きをリーダーは把握する必要があるでしょう。もし，メンバー同士がお互いの動きが見えているベテランの多い看護チームであったならば，メンバー同士の調整具合を把握しながら全体として効果的な動きになっているかを考えていく役割があります。

　さらにこの要素で重要なこととして，「看護実践の質を高めるため」という前提があります。看護の質ではなく，看護実践の質です。看護実践とは，看護過程の展開そのものです。その場かぎりの場当たり的な対応ではなく，看護の物差しを活用した根拠に基づく実施と評価です。リーダーの行動規範は，より質の高い看護過程の展開ができるようにチーム内の調整をしていくことであり，それが，話し合う場を設けることにつながっているわけです。複数の看護師が集まりチームで話し合うことによって，より効果的で患者のニーズに合う看護の提供を導き，質の高い実践を追求していく姿勢です。

朝一番のショートカンファレンス

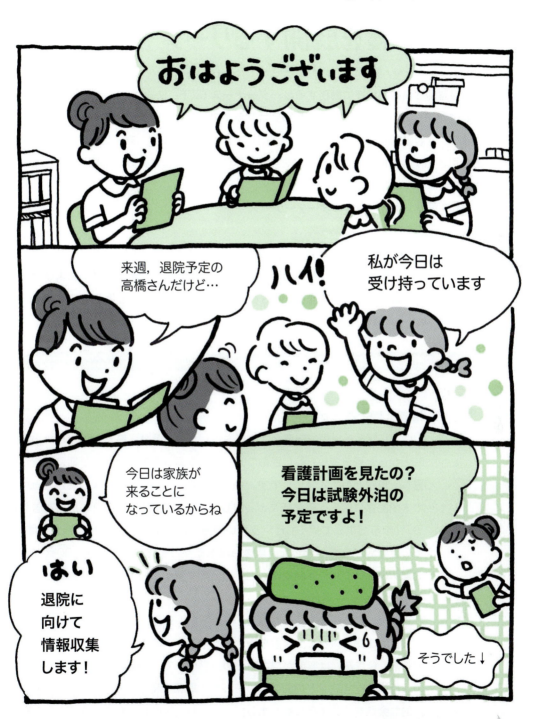

事例をとおして考えてみよう！

事例 1
プライマリナースとの連携でチーム内の認識を一致させて看護を展開するリーダーシップ

　A看護師は精神科病棟に勤務するリーダーナース（以下，リーダー）です。メンバーとして勤務していたベテランのB看護師はプライマリとして患者のCさんを担当しています。A看護師がカンファレンスを活用してB看護師のほか，チームメンバーの能力を引き出すようにリーダーシップを発揮し，Cさんの看護方針の認識を統一できたケースです。

- **A看護師**：精神科病棟のリーダーナース
- **B看護師**：プライマリナース
- **Cさん**：40代・男性。統合失調症により入院治療をしている
  入院時の看護問題：「幻覚・妄想による不安・苦痛の増強，および衝動行為を起こす恐れ」に対して，看護目標・計画が立案されていました**(資料)**。

措置入院となったCさん

　Cさんは，外出先で興奮して大声を出しながら暴れ，警察に保護され措置入院となった患者でした。Cさんの人生を振り返ってみると，幼少期に父親が他界し，母親との二人暮らしです。中学卒業後は工場に勤務しましたが，職場での人間関係に悩み，職を転々としました。このころから「周りに悪口を言われる」「俺をだましている」という思いがあったそうです。20代で親元を離れ，その後母親が他界しました。以後も職を転々とする日々が続き，30代から人間関係のトラブルや器物損壊・窃盗の容疑で警察が介入するようになったそうです。

　入院後，Cさんは保護室に隔離されました。幻覚・妄想は継続していましたが，治療を受け入れて，入院前のような他者への威嚇や衝動行為もありませんでした。Cさんには家族がいないため，プライマリのB看護師が衣類や日用品の代行購入をするなどの関係構築をして，趣味や興味のあることなど明るく日常的な会話をするようになりました。しかし，医師やほかの看護師とは会話がなく，話すときの表情も暗い感じでした。

資料　入院時の看護問題と計画

問題点：幻覚・妄想による不安・苦痛の増強，および衝動行為を起こす恐れ

目　標
　①苦痛・不安の言語化ができる
　②衝動行為を起こさない
　③ストレスコーピングが見出せる

ケアプラン　O-P
　①表情・訴えの変化
　②幻覚・妄想に関する訴えの有無・内容
　③不安・苦痛の有無・程度
　④衝動行為の有無
　⑤危険物の有無
　⑥活動・休息状況
　⑦内服状況
　⑧食事摂取状況

　T-P
　①幻覚・妄想に関連した訴えの傾聴
　②上記①の訴えの内容によっては安心できるような説明
　③幻覚・妄想による不安・苦痛・興奮が強い場合に不穏時薬の使用
　④不安・苦痛の言語化を促す
　⑤危険物の除去
　⑥内服確認

　E-P
　①不安・苦痛・イライラなどの際は行動化せず，医師・看護師に相談するよう指導する
　②困ったこと・わからないことは医師・看護師に相談するよう指導する

精神症状だけの問題なのか；B看護師だけを頼りにするCさん

　ある日，ほかの看護師との代行購入のやりとりから，Cさんが興奮状態になりました。リーダーや医師はCさんと話をしようと試みましたが，話し合うこともできません。以来，代行購入はB看護師以外では対応できなくなりました。医師は「精神症状（被害関係妄想）の恐れがある」という判断でした。しばらくして，精神状態が安定し大部屋へ移室することになりました。しかし，Cさんはほかの患者との交流をせず，B看護師だけを頼る姿勢は変わりません。リーダーは「本当に精神症状だけの問題なのだろうか？」という疑問がわいてきました。リーダーがB看護師にこの思いを伝えると，「同じことを思っていました。それにほかのスタッフもCさんにかかわりにくさを感じているんじゃないかって気になっていました。現状をどのように打破すべきか悩んでいます。でも，よい案が浮かばないのです」と困った様子で話しました。また，「もしCさんの反応が精神症状だけでなかった場合，自分以外の看護師を頼ろうとしない姿

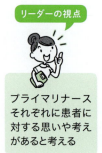

リーダーの視点
プライマリナースそれぞれに患者に対する思いや考えがあると考える

勢は，退院後の生活にも影響するのではないか」という懸念も話しました。リーダーはB看護師のCさんに対する思いや悩み，そして，懸念を初めて知り，B看護師がベテランでふだんからほかのメンバーや患者の相談にのり，アドバイスをしていることが多く，自ら相談をする行動がほとんどないことに気づきました。そして，「一人ひとりが患者によりよい入院生活と治療を提供していくチームの一員です。だからこそ，思いや悩みは話し合うべきです」とB看護師に伝えました。するとB看護師は，Cさんへの対応についてカンファレンスを提案してくれました。

カンファレンス開始

1. 看護計画の評価

カンファレンスでは看護計画の評価から始めました。現在，幻覚・妄想やそれにともなう不安・苦痛はなく，他者に対する衝動行為もないので，目標「②衝動行為を起こさない」は達成としました。しかし，目標「①苦痛・不安の言語化ができる」「③ストレスコーピングが見出せる」については，再アセスメントして全体像を見直す必要がありました。リーダーは「CさんがB看護師以外のスタッフを頼らないことや周囲と交流をしないことは，退院後の生活や精神症状に支障をきたすのではないか」と話して意見を求めました。一部のスタッフからは「退院後，周囲と交流がなくても生活していけるのではないか」「被害妄想が影響していたら，また興奮や怒りを強めてしまうのではないか」という意見に対して，「周囲とのかかわりや協力があったらCさんは支えられて生活できる」というB看護師の意見もありました。正反対の意見を出す両メンバーにはCさんに対する思いに温度差が感じられました。そこでリーダーは「周囲とのかかわりは，どういうときにあるでしょうか」と問いかけました。すると，「家族や友人との会話など」「自治会や地域での役割」「お店でわからないことを聞くとき」「仕事」などの意見が出されました。リーダーが「今，出された周囲とのかかわりを断たれた生活はどう感じるでしょう？」と再度問いかけると，皆から「生活しにくくなるよね」と意見が出されました。このことから「周囲とのかかわりができたほうが生活はしやすくなる」という共通した思いをスタッフ間でもち，方向性を示すと，意見が対立していた両スタッフの温度差を軽減することができました。一方，被害妄想との関係性については，Cさんの過去の出来事により他者との交流がうまく図れず，病状の悪化をまねいて職場での居場所をなくし，職を転々としていた状況が推察されました。そのことをふまえ，かかわりをもちながら生活のなかで興奮を強める被害妄想の有無を観察し，退院後の刺激の多い生活での精神状態の悪化を予測して，治療方針を医師と相談することにしました。

リーダーの視点
正反対の意見の温度差を調整する

2. プライマリナース（B看護師）だけが信頼されている理由

　さらにリーダーは「なぜ担当看護師のことを信頼し，かかわりをもてているのだろうか」という点について話し合いました。すると，「同じ男性だから」「入院時，最初にかかわったから」などの意見のほか，「年上だから頼りになる」「幼少期に父親を亡くしており，父親や兄のような存在なのではないか」という意見がありました。たしかにB看護師はCさんより年上で，医師やほかの看護師は年下でした。

　退院後，仕事や社会生活を営むうえでは，さまざまな年代や性別を問わずかかわることは当然必要です。社会生活を営むうえで多くの人とかかわれるようになれば，今までよりも過ごしやすくなると考えられます。実際のCさんの思いは定かではありませんが，他者，特に年下とのかかわりが今後のCさんの課題になるのではないかという仮定のもとで話し合い，問題点を「自ら他者へ思いの表出や交流が行えず，精神状態が悪化する恐れ」へと変更し，目標「④他者に思いを表出できる」「⑤他者との交流が行える」を追加しました。そして，まずはCさんにほかの看護師の雰囲気に慣れてもらえるように，Cさん，B看護師，ほかの看護師との3人で会話をすることから始めることにしました。そのほかに「同伴外出を許可するので，担当看護師のほかに，もう1人の看護師や医師が同伴し，3人で散歩をするのもよいのではないか」という意見が出されました。このことから，観察計画（O-P）に「⑨他者との交流状況」「⑩治療に対する思い」「⑪今後の生活に対する思い」を，ケア計画（T-P）に「⑦担当看護師を含めた会話・同伴外出」を追加しました。今回のカンファレンスでCさんの看護計画の追加・変更を行い，医師・看護師のかかわり方が大きく変わることになりました。

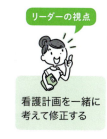

リーダーの視点
看護計画を一緒に考えて修正する

Cさんの思いと退院までの経過

　Cさんに同伴外出について説明すると，今までかたくなに話さなかった過去の出来事を明かし，「年下は嫌い」「昔いじめられた」「Bさんは年上だから信用できる」と話しました。また，退院後の生計を立てるだけの仕事の希望を話しました。医師とB看護師から，退院後は仕事をするうえで年下とのかかわりは避けて通れないことを伝え，まずは年下の医師や看護師とのかかわりを徐々に増やすことを提案し，Cさんも了承しました。その後，3人での会話や同伴外出を重ね，少しずつCさんから医療スタッフに話しかける姿や，他患者との交流がみられはじめました。カンファレンスもCさんを交えて行い，回数を重ねるごとに自分の思いについて表出するようになりました。その後，Cさんは，B看護師以外の医療者・他患者ともかかわることができ，明るい表情が多くみられるようになり退院しました。

事例 2

ICUにおいて新卒新人看護師育成と患者の安全管理のバランスをとるリーダーシップ

　D看護師はICUに勤務するリーダーナース（以下，リーダー）です。初めて受け入れる新人看護師の教育が進められるなか，リーダーとして患者の安全を確保するために日常の業務調整をしていたケースです。

　プリセプターのE看護師が担当するのは新人のF看護師です。E看護師（看護経験6年目）は院内の新人教育プログラムを基本に，ICUでも新人看護師を離職させずに上手に育成しなければならないという気持ちで，新人看護師の指導に臨みました。リーダーは新人看護師の育成において，ICU特有の緊張感やアセスメントの難易度，刻々と変化する患者の状態を考えると，一般病棟に配属された新人看護師と同じような技術習得の進度は難しく，焦らずに指導したいと思っていました。

- **D看護師**：ICUのリーダーナース
- **E看護師**：看護師Fのプリセプター
- **F看護師**：新人看護師

プリセプターによる新人看護師の教育・指導

　新人のF看護師は入職後3週間のオリエンテーションを終え，ICUでのOJTが始まりました。はじめの1週間は張りつき見学で臨床に参加し，5月からプリセプターが受け持ちをする患者を一緒に担当し，7月から指導を受けながら自分で1人の患者を担当することになりました。メンバーと共に張りつき見学で看護に参加していた時期，リーダーは，F看護師がICUの場に慣れること，そして，ICUの看護師がどのような流れで働いているのかを感じてほしいと思いながら，見守りました。リーダーは，プリセプターのE看護師がF看護師と振り返りをして学んだことなどを話し合っている姿を見ながら，今後の支援方法について考えたりもしました。

　そして，7月から1人の患者を担当することになったころから，自立に向かう際の安全管理のため，どのような患者を担当してもらって学習を進めるか，また，業務を進めながらも直接的にF看護師を支援してくれるメンバー看護師のアセスメント能力や仕事遂行能力を考えつつ，どのような分担をするか，プ

リセプターのE看護師と相談しながらF看護師の独り立ちを進めていきました。特に，新人看護師が独り立ちをする過程で起こりやすいインシデントの予防策については，十分な打ち合わせを進めていきました。

インシデント発生

患者を担当して3カ月が経過したある日，F看護師は1日に2件のインシデントを起こしてしまいました。1つは，シリンジポンプでドパミン塩酸塩を投与している患者のシリンジ交換後に投与再開のためのスタートボタンを押し忘れるというインシデントでした。この日はプリセプターが不在で，先輩看護師が指導担当としてかかわっていました。指導担当の看護師が気づいてすぐに再開したため，患者の血圧低下には至りませんでした。もう1つは，透析開始前の患者の体重測定をしないまま，透析が開始されたことでした。指導担当であった看護師は，F看護師は患者のアセスメントを十分に考えておらず，作業思考で業務を進めていたために，一つひとつの処置やケアの意味がわかっていないのではないかと感じていました。とにかく，早く仕事を進めることに関心が高いように思えたということでした。

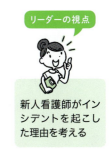

リーダーの視点

新人看護師がインシデントを起こした理由を考える

振り返り

E看護師はF看護師と共にインシデントの振り返りをしました。するとF看護師は，シリンジ交換については「交換の途中に患者に話しかけられ作業を中断してしまった」，体重を測り忘れたことについては「今まで，先輩（看護師）に体重測定を指示されて実施していたので，手順として頭に入っていなかった」と話しました。このようなF看護師の言葉を聞きE看護師は，F看護師が責任をもって患者を看護することに対して意識が浅く，先輩看護師に頼る傾向があり，時間管理を目標にあげていたことで，業務の時間配分の重視が影響して安全管理が希薄になっているのではないかと考えました。

F看護師は，学校生活では周りに勉強を教え，中心的な存在であり，周りを牽引していたそうです。また，生徒会役員でもあり，教員からの信頼も厚く，就職してからの「できない自分」に動揺していました。「今の自分は本当の自分ではない」とF看護師は言いました。スタッフからアドバイスをもらっては「明日からはできる」とそのときは高揚し，参考にして取り入れていましたが，「やはりうまくいかないんです」と言い，些細なことでも予定外のことが発生すると，そこで思考が停止して立て直しがきかなくなり，切り替えることができず，同じことを繰り返していました。F看護師は「いつかは時間管理ができるようになりたい」と常に考えて，試行錯誤していました。また，インシデントに対しての恐怖心が強く，インシデントの後は数日間落ち着きがなく仕事をしてい

ました。同じようなインシデントを繰り返していたため，まわりのメンバーが安全策を取っている状況がありました。F看護師はその状況に対して，「どうしてそうなってしまうのかわからない。気をつけているつもりなのに，焦ってしまう。ICUは治療や処置が素早くできないと病状にすぐに影響する。だから，早くやらなければならないと思って進めていると，何かを忘れていて，先輩に言われて初めて気づく。どうしたらできるようになるのでしょうか」と自身も困惑していました。この時期，リーダーは，F看護師がインシデントとその後の恐怖心や不安感で萎縮し，さらに注意力が散漫となり，インシデントを起こすという悪循環に陥っているのではないかと考えていました。そして，成長を求めてチャレンジしたいF看護師の気持ちと，患者の安全上，F看護師を見守るために必要なメンバーの時間的な余裕について，両方をなんとかしたい思いでジレンマを感じていました。そして，毎日が綱渡りのような業務分担と調整になっていきました。

　プリセプターもどうしたらよいかと戸惑いを感じていました。リーダーはE看護師に労いの言葉をかけ，指導はプリセプターが1人でしているわけではないこと，ICU全体で新人看護師を指導していることをあらためて2人で確認し合い，メンバーに協力を得ながら進めようと話し合いました。早急に独り立ちさせるということではなく，患者の安全を確保すると同時に，F看護師の学習ペースを見極めながら，同期の看護師よりもゆっくりであったとしても，確実に1つずつ技術習得を進めるという確認の意味がありました。

　しかし，F看護師の成長は一進一退を繰り返して同じ状況が続きました。焦るE看護師にリーダーは「F看護師は素直な面がいちばんの長所。成長できると信じよう」と伝え続けました。その後も，根気よく，少しずつステップアップできるように，F看護師の成長段階を確認しながら，前進したり後退したりの試行錯誤でした。なかなか成長が実感できないことにF看護師自身がつらい状況でもありました。

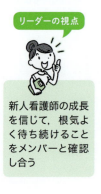

リーダーの視点
新人看護師の成長を信じて，根気よく待ち続けることをメンバーと確認し合う

リーダーの考え；優先すべきは患者の生命と安全

　リーダーは日常の業務において，その日に達成しなければならない目標を遂行する必要があると考えていました。新人であるF看護師の成長度合いから，日常の看護業務の目標達成において進められる範囲内でF看護師のチャレンジを見守りながらも，F看護師にとっては難易度の高い処置やケア，そしてアセスメントについては，可能な範囲で実施を進めつつ，実質的には経験値のあるメンバーが担当して業務を進めるように調整していきました。F看護師の技術習得に対するモチベーションが下がらないよう，担当患者を軽症にして，できることを確認していきました。また，プレッシャーによる精神的な疲弊感の予

防のために，責任感から少し解放されるフリー業務をつけるなどの配慮をして仕事が継続できるよう工夫しました。

　新人看護師を指導していく場で，チームのメンバーから不安としてよく聞かれたことは，「できないのに新人にやらせていいのか」という声でした。ICUの場合，患者の生命に影響を及ぼす看護技術が多くあります。見学・デモンストレーションを繰り返し，しばらくは指導者による指導と見守りのもとで行い，独り立ちの決定はプリセプターと相談し慎重に行う必要がありました。また，緊急入院が多い場合など，新人看護師の指導に十分な時間がとれないときには，指導者・新人の両者に負担がかからないように，その日の計画を見学に切り替えるという判断をしていきました。日々，目の前の患者の看護に追われて，視界が狭くなっているなかで，意識的に見学を行うことで，新たな発見があり，新人看護師にとっては学ぶことも多くありました。そしてリーダーは「何よりも優先すべきは，患者さんの生命と安全」であり，それは新人教育においても変わらない原則であることをチームメンバーにも新人にも伝えていきました。

　F看護師自身は，なかなか成長できない悔しさや，できない自分を振り返りながらも，毎日出勤してがんばっていました。そのようなF看護師の姿を見ていたリーダーは，人の成長にはそれぞれ個性があり，独り立ちができなくても一緒に患者を看護するチームとして受け入れたいと思っていました。F看護師にとって苦しい学習プロセスではありましたが，1年間のICU勤務を達成でき，モチベーションが下がらないように配慮してくれている先輩の支援や，患者の安全管理をするために厳しく見える先輩看護師の姿からも大きな学びを得ることができました。

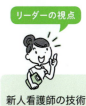

リーダーの視点

新人看護師の技術習得のステップをていねいに見守り，確認していくことで，安全とのバランスを保つ

事例解説　コーディネーターになって看護実践の質を高める

　コーディネーターはコーディネートする人を表し，コーディネートという言葉は「調整」を意味しています。コーディネーターというと，洋服やインテリアなどの色彩や形を合わせて全体としての「調和」を図る意味合いを思い浮かべることがあるかもしれませんが，ここでは看護の現場で目標達成のために看護師の仕事の進め方や業務を調整していくことを表現しています。リーダーナース（以下，リーダー）は，業務の難易度や量などと，チームメンバーである看護師の最適な組み合わせを実現する業務調整のほか，担当する患者の看護方針や目標設定，ケアの内容の検討や評価，アセスメントについてカンファレンスを実施します。それは，複数のチームメンバーの知識や情報を最大限に引き出して活用することで最適な看護を提供できるように調整を進めること，そして，チームメンバーの認識を統一するための調整をすることも含まれます。

事例1について

　事例1では，精神看護領域での看護過程の展開を，受け持ち看護師と連携しつつ，チーム内の認識を統一していくプロセスにリーダーシップを発揮したA看護師について紹介しました。

ここがポイント
リーダーは看護過程の展開を支える

　看護実践は看護過程そのものです。患者のさまざまな情報から患者の全体像を理解して看護方針や目標を定めたうえで，効果的な目標達成の方法を考えて実践し評価します。そして，再アセスメントをしていくことが日常的に繰り返されていきます。一人ひとりの看護師は立案されている患者の看護計画をふまえ，実施するべき観察・ケア・指導を日々展開しています。実施の後，あるいは，実施する前に患者の状態が変化している場合，評価して必要な看護計画の追加・修正なども進めていきます。最近では，看護の質を保証するためのクリニカルパスが活用されていますが，そこでも看護過程は展開されています。看護過程の展開は，書式ではなく思考プロセスだからです。

　しかし，紙面上に表現されていることや日々変化する患者の状態をチームで同じように理解して看護を進めることは難しいものです。可能なかぎりチーム内のメンバーとリーダーの認識を確認し合い，さら

に，認識や方針を統一していくためには調整役としてのコーディネートができるリーダーを必要とします。そのことが，複数の看護師がかかわるチームとして看護を提供するために重要です。バラバラに看護をしていてはチームとはいえません。リーダーがチームメンバーの認識をコーディネートして統一しながら看護実践の質を高めていきます。

　A看護師がリーダーシップを発揮したのは，カンファレンスでの問いかけでした。A看護師はリーダーなりの考えと方向性を考えていたものの，意見を出すメンバーからその言葉を引き出すように話し合いを進めていきました。リーダーは，メンバーがリーダーシップを発揮できるようにかかわる必要があります。指示をされてそのとおりに行動するのではなく，カンファレンスではバラバラだったメンバーの意見をまとめていくプロセスで，メンバーが自らの考えで行動できるように，メンバー自身の言葉にしていきました。

ここがポイント

チームの進む方向をメンバーが認識できるように調整する

事例2について

　事例2では，ICUで新卒新人看護師教育を進めながら，患者の安全を守るために日常業務を調整していったD看護師を紹介しました。

　新人看護師の育成では，先輩と一緒に看護を実施していた時期から，1人で実施できるようになるまでのプロセスに，安全管理が重要であることは想像できます。人は学ぶとき，失敗によって得られることもありますが，医療現場では患者に影響を与える失敗は取り返すことができません。そのような不安定な状況のなかで新人看護師を自立させていくときには，大胆かつ繊細なコーディネートが必要になります。そして，そのコーディネートの方法は業務分担です。単純に担当患者を配分するだけではなく，担当する患者を超えた役割分担や業務分担であり，その決め方は，メンバーの成長度合いやそれぞれの得意分野・強み・役割認識，さらに，勤務時間やプライベートに影響する時間制限などもふまえて行っているのが現状ではないでしょうか。この分担の基準は効率的かつ効果的であることです。限られた人数で，一人ひとりが単独で遂行する仕事を人数以上の成果につなげるための方策として業務を分担することで目標が達成されます。メンバーの育成と患者の安全管理は看護の現場において，ともに達成する必要のある重要課題です。どちらもおろそかにはできません。ただ，優先順位としては検討の余地があります。その判断がリーダーとしての役割でもあります。自分自身だけで考えるのでなく，所属する組織の方針としてチー

ここがポイント

医療現場の安全をチームで守るため業務を調整する

ムで話し合い，相反する目標に思える2つの課題を同時に達成する方法を最大限に模索しながら，質の高い看護実践を実現するためのリーダーシップを発揮していく必要があります。

まとめ

看護現場のリーダーシップにおけるコーディネーター（調整）役割は，達成する必要のある目標に向かってメンバーのさまざまな事柄を調整していきます。調整する事柄は業務分担だけでなく，チームになるための認識や進む方向性も含まれます。調整の仕方はさまざまです。それはメンバーの成長度合いやリーダーシップの発揮の程度にも影響されます。また，一人ひとりが個別に進めている看護業務を全体の動きとしてみているのはリーダーです。

リーダーが方策をすべて決定することがリーダーシップを発揮することではなく，目標達成をするために必要な調整事項をメンバーと共に考えることができれば，より効果的な調整ができることを有能なリーダーは知っています。可能なかぎりチームメンバーの知識や技術，知恵を結集することで，チームの看護師の数にとらわれない成果を上げることができます。これが複数のチームで看護することのメリットであり，そこには目標を見失わないためのリーダーの存在とリーダーシップが必要なのです。

リーダーがコーディネートする事柄は，業務分担，チームになるための認識や進む方向性などである

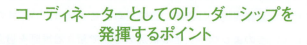

コーディネーターとしてのリーダーシップを発揮するポイント

❶ 進む方向性としての目標を見失わずに調整を進める
❷ メンバーの力を引き出して，最大の看護の成果を引き出すための調整や場を設ける
❸ 限られたメンバー数で目標を達成するために効率的・効果的な業務分担をする

社会科学からの視点

会議時のリーダーシップ

　看護師同士でチームを組んで看護を提供したり，他職種と一緒にチーム医療を実践したりと，看護師の業務にとってチームワークは欠かせないものである。そのために，チームのなかで発揮するリーダーシップも重要な課題となっている。

　チームワークで特に大切なのは，話し合いである。複数の看護師や他職種と共に，時には当事者も交えて，話し合う場面は多い。話し合いが適切に行われるか否かが，チームワークの成果を大きく左右する。メンバーで話し合う会議時に，リーダーは次のことに留意しなければならない。

・**特定の人の意見に惑わされない**

　大声で間違ったことを言う人もいるし，小声で正しいことを言う人もいる。声の大きさに惑わされてはならない。また，管理職とスタッフは本来，役割の違いでしかないのにもかかわらず，そこに上司と部下といった上下関係をもち込みがちであるが，職位が高い人の意見が必ずしも正しいわけではない。話し合う以上は，職位の高い人の意見にも惑わされない。特定の人だけではなく，全員が等しく意見を言えるように，リーダーは配慮しなければならない。

・**多数意見に惑わされない**

　多数意見が少数意見をつぶしてしまうことを，集団圧力という。「そんなこと言っているのは，あなただけよ！」という人がいるように，集団圧力は職場でたびたび生じている。しかし，全員で間違えることもあれば，少数意見が正しいこともある。したがって，最初から多数決をとったりせず，少数意見も多数意見と同じ一つの意見として扱い，十分に耳を傾けなくてはならない。

・**本当の理性で話し合う**

　一見して理性的なようで，背後に強い思い込みや反発心が横たわっていると，いざ自分の意見を変えざるを得なくなったとき，不快感をともなう。それに対して，本当の理性で話し合っていると，自分の意見も素直に変えることができる。リーダーは率先して本当の理性で臨み，ほかのメンバーの理性を引き出さなければならない。

・**好き嫌いの感情を脇に置く**

　好きな人の意見だから賛成したり，嫌いな人の意見だから反対したりと，好き嫌いの感情をもち込むと，理性的な話し合いは望めない。好きな人でも間違うことはあり，嫌いな人でも正論を言うことがある。「好き／嫌い」と「正しい／間違っている」は，別問題である。リーダーは好き嫌いの感情を脇に置かなければならず，メンバーの感情にも振り回されてはならない。

練習事例と解説

事例

　あなたは，下記の4名のメンバー看護師と日勤業務を進めているリーダーナース（以下，リーダー）です。リーダーとして最大限のパフォーマンスを導くために業務調整を考える必要があります。

> 【メンバー】
> 看護師A：入職後3カ月目で独り立ちしていない新卒の新人。現在，指導を受けながら業務を進めている。今日は2名の慢性期の患者を受け持っており，時間が決められた処置やケア・治療は予定されていない。
> 看護師B：経験3年目の看護師で，A看護師のプリセプター。複数の患者を受け持ち，14時から放射線科で検査の予定で，看護師が移送する必要のある患者も担当している。
> 看護師C：経験7年目の看護師で，複数の患者を受け持ち，全身麻酔の手術予定（9時入室・12時帰室予定）の患者も1名担当している。
> 看護師D：認知症のある慢性期の患者を複数受け持っている。11時に入院予定の患者の受け入れも担当している。

　あなたは，朝のショートミーティングでチームメンバーの業務の分担と進行について確認し合いました。そして，あなたは来週退院予定になっている患者の退院のための指導計画が十分に実施されていないことを気がかりに思っていたため，本日，カンファレンスをしようと思っています。退院が予定されている患者は本日，B看護師が担当しています。カンファレンスでは計画の進行状況について情報を共有し，臨時に評価して再アセスメントと計画の修正をしたいと思っています。通常14時からがカンファレンスの時間に設定されていますが，最近は忙しいとの理由で，看護師が時間どおりにカンファレンスに集まることができないと訴えてくることがあります。

➡ あなたは，退院を予定している患者が退院後も困らないように，チームで十分に話し合うためのカンファレンスを実現させたいと思っています。リーダーとして何をどのように調整しますか？

- 朝のショートミーティングの最後にチームメンバーにどのように働きかけますか？
- ショートミーティング終了後も業務を進めながら，何か実施することがありますか？
- そのほかに，何を調整しますか？

【解説】
目標達成に向けたカンファレンスを実施するための調整とリーダーシップ

　さまざまな場面でコーディネートをしていくリーダーですが，細かな調整はチームメンバーと声をかけ合い協力して進めていきます。リーダーは，メンバーの能力を最大限に引き出しながら業務調整を進めていくので，リーダーがすべてを調整するわけではなく，メンバーの力量に応じて声をかけながら，判断を一任していくこともあります。個別のメンバーの行動はそれぞれに任せる可能性があったとしても，メンバー全員が同じ時間に集まって話し合いをするカンファレンスは，リーダーの第一声が重要です。カンファレンスの重要性の認識や，時間管理・業務管理の知識や考え方にも影響されます。

　カンファレンスを実施するためには個々のメンバーが，カンファレンスの予定される時間と出席する必要があることを認識することが重要です。また，自分に配分されている業務内容やスケジュールがどのような状況にあり，自分で調整できる範囲をどのように考えるか，また，他職種（看護業務を支援できる職種）と調整の必要があるかもしれません。患者と調整することも可能です。さらに，ベッドサイドを離れて話し合いをすることを考えれば，最大限の時間短縮が必要です。そのための準備が必要かもしれません。

〈 カンファレンスを実現するポイント 〉

①何を話し合う必要があり，その重要性をどのように考えるのかメンバーで共通認識すること
②複数のチームメンバーの能力に合わせてスケジュール管理の支援をすること
③最大限の時間短縮をするための準備をすること

　多数の入退院や認知症患者ケア，複雑で多様な治療・処置に振り回されがちな看護チームは，カンファレンスを実施することを困難に感じるかもしれません。カンファレンスは「看護実践の質を高めるためのチーム内の調整」として患者に最適な看護を提供するための手段です。細かな業務調整による目の前の目標達成の繰り返しだけでなく，少し先をみて，患者に必要な看護は何かを考える時間をつくり出すことによって，看護実践の質を高めるリーダーシップを実現します。

B メンバーへの学習支援
ティーチングとコーチングの活用

テーマ解説

　リーダーシップの機能にはメンバーに対する学習支援があります。看護チームは，毎年のように入職する新卒新人看護師を含め，経験値の異なるメンバーで構成されています。

　メンバーへの学習支援には，「ロールモデル」「新人育成のためのメンバーへの支援」「メンバー個別の課題に対する支援」「現状の問題解決に向かうアドバイス」といった方法があり，それらを通じて，主体的な看護活動ができるメンバーの育成をめざしていきます。リーダーシップの最大の目的は，メンバーのリーダーシップ行動を引き出すことです。看護のリーダーシップの根底には，看護に対する主体的な思考の結果としての看護活動があります。メンバーのリーダーシップを引き出す学習支援としてコミュニケーションが大切であり，それは，個々のメンバーの成長度合いで変えていく必要があります。ティーチングとコーチングを活用しながら，指導ではなく，より効果的に学び合うコミュニケーションで互いに成長できる関係を築いていきます。

　指導するという言葉には「指導者」と「学習者」といった，相対する関係をイメージするかもしれません。しかし，チームメンバーとしてのリーダーとメンバーは業務役割の分担です。新卒新人看護師やリーダー，ベテラン看護師の経験や知識を，共に学び合う関係性を築き上げることができれば，経験を共有して実践の意味内容を理解し合うことで学び合えるチームとして成長していきます。リーダーはチームメンバーが学習姿勢を維持するために支援をしていく役割もあります。

　新卒新人看護師に対するティーチングは教えることであるから，自分の学びにはならない，と考える看護師がいるかもしれません。しかし，教えるために説明することは自分自身が理解している必要があり，ティーチングは自分の実践力や知識の習得状況が影響します。また，相手に伝わるコミュニケーション技術も必要です。新卒新人看護師から質問されたとき，あるいは，行動を促すために説明する必要が生じたときに，自分の言葉で伝えながら学ぶことができます。本人の学ぶ姿勢や意識によって学ぶ材料が整います。また，コーチングで相手の気づきを促すことは，その意味を考えることが自分自身の学びになります。相手のために教えているのではなく，知識や経験を共有することで学び合うチームになるために，リーダーは学習支援をしていると考えることができます。相手を成長させることだけでなく，共に学び合うことに価値を見出すことも，学習支援としてのリーダーシップであると考えられます。

新人看護師からの報告

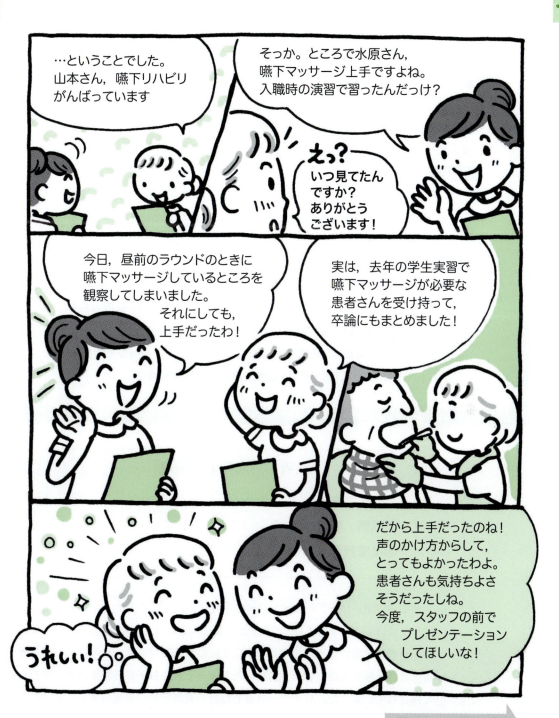

事例をとおして考えてみよう！

事例 1

カンファレンスの司会をとおして学習支援をしたリーダーシップ

　A看護師は病棟におけるスタッフ教育の担当もしているリーダーナースです（以下，リーダー）。A看護師がリーダーとしてカンファレンスの司会をしながら，スタッフに対する学習支援を進めた結果，スタッフが受け持つ患者に効果的な看護を提供できるに至ったケースです。

- **A看護師**：病棟のリーダーナース
- **B看護師**：看護師経験（消化器病センター）5年目。退院支援が難しい長期入院患者の受け持ち経験あり。膵臓がんの治療のために入院しているCさんを担当
- **Cさん**：60代・男性。膵臓がんの手術目的で入院
  膵頭十二指腸部分切除術施行後，術後合併症の縫合不全のため長期入院中。せん妄による中心静脈カテーテルの自己抜去や転倒もあり，精神科のフォローを受けている。また，治療のためのベッド上生活が長期化したために廃用症候群となり，リハビリテーションも実施。「入院前より口調が荒い」と家族からの情報提供あり。

患者Cさんの看護診断

①安楽障害
②転倒・転落のリスク
③皮膚統合性障害のリスク

　ある日の朝，リーダーはメンバーの看護師から，「Cさんへの対応を検討したほうがいいのではないでしょうか」と提案されました。B看護師は前日に，Cさんを日勤帯で受け持っていました。Cさんの看護記録には，看護師に対して暴言を吐き，暴力を振るいそうになったと読みとれる様子がB看護師の記録として残されていました。リーダー自身も昨日の看護記録の情報収集をしていたときに気づいていました。

今日は受け持ち看護師であるＢ看護師も日勤で勤務しています。そこでリーダーは，カンファレンスの議題をＣさんの看護方針について話し合うと決め，Ｂ看護師にカンファレンスまでに検討内容やケア方法を少し考えてみるよう伝えました。また，ほかのスタッフにも日々のかかわりのなかで感じていることや，看護としてできることを考えるよう提案しました。

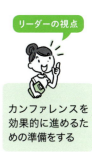

カンファレンスを効果的に進めるための準備をする

カンファレンスの実際（導入場面）；リーダーの気づき

　Ｂ看護師から，現在のＣさんの状態について，以下の情報提供がありました。「一人で歩くと転倒のリスクがあるので安全に過ごしてもらうようナースコールマットを準備しています。そして，皮膚のかゆみがありドレーンや中心静脈カテーテル挿入部の絆創膏を剥がしてしまうので，自己抜去のリスクもあります。また，好き嫌いによるものか病院食はほとんど摂取されないので，好きな食べ物を買って食べてもらっています。長期入院でストレスもたまって暴言なども聞かれますが，元々の性格もあると思っています」。リーダーはその発言から，Ｂ看護師はＣさんの行動に意識を向けてはいますが，行動が意味するＣさんの思いをふまえた精神面に寄り添っていないことに気づきました。リーダーはＢ看護師へ，「Ｃさんのニーズをどのように考えますか？　ＢさんはＣさんにどんな看護をしたいと思っていますか？」と質問しました。Ｂ看護師は「長期入院でストレスもたまっていると思います。私もＣさんの状況だったらおかしくなると思います。だから，好きなものを食べられるように看護補助者さんに頼んで買ってきてもらっています。絆創膏を剥がす行為はかゆみもあると思うので，絆創膏の交換回数を増やすか，清拭してクリームを塗っています。なかなか自分からどうしたいかを言ってくれる人ではないから難しいです」と答えました。

Ｂ看護師に対する学習支援の方向性

　リーダーはＢ看護師に対して，患者の現状をアセスメントし看護問題を整理すること，さらに具体的な計画の立案とほかのチームメンバーへの積極的なアプローチを期待していました。Ｂ看護師は表現することが苦手ですが，話をしているうちに自分自身で整理ができ，看護計画として表現できることもありました。そこで今回も看護観を言語化してもらうことで，受け持ち看護師として自分の考えを整理しながら，チーム全体に看護計画を共有できるようにしてもらいたい，リーダーシップを発揮し，スタッフに対する教育支援もできるようになってほしいと考えました。

　リーダーは，Ｂ看護師の受け持ち看護師としての課題を以下のように考えていました。

学習支援には，支援する相手に対する期待（どうなってもらいたいか）があることを意識する

- 自ら問題提議をするような積極性
- 患者の退院後の生活を視野に入れるアセスメント能力
- 患者・家族の希望を確認し看護計画に取り入れること
- 身体的・精神的・社会的な3側面のアセスメントから個別性をとらえた看護計画への発展
- 思いや思考をチームメンバーに伝えるコミュニケーション能力

カンファレンスの実際（検討場面）

　リーダーはカンファレンスを進行するにあたり，B看護師の考えを表現できるように，また，ほかのメンバーの意見も出すことができるようにし，現状で立案されている看護診断を軸にして検討を進めていきました。

【看護診断；安楽障害について】

　リーダーはCさんの安楽が保たれていないことについて，苦痛にかかわるであろう事象について丁寧に話を進めていきました。「今の問題は食事のこと，皮膚のかゆみ，転倒のリスクですね？　では，一つずつ考えてみましょう」。リーダーは，B看護師がCさんの食事のニーズについて経験が足りないために，看護補助者に購入依頼をする以外の方策が見出せないのではないかと思い，提案をしてみることにしました。「Cさんは病院食では満足できていませんよね。看護補助者の協力は得られるけれど，食事内容が自分で選択できる配達サービスを活用してみてはどうでしょうか。そうすれば配達時間も安定するからストレスも少なくなると思われます」とB看護師のほか，カンファレンスに出席している看護師に提案しました。B看護師は「そうですね，あまり家族も来院されないので使ってみましょうか。自分で選択できるのはいいですよね」と話し，硬い表情が明るく変化しました。

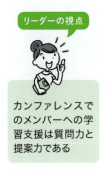

リーダーの視点

カンファレンスでのメンバーへの学習支援は質問力と提案力である

　続いてリーダーは「次のかゆみについては，皆さんどう思いますか？」とほかのスタッフにも意見を募ってみました。すると「中心静脈カテーテルの毎日の絆創膏交換は感染のリスクもあるからよくないと思うので，週2回の交換にするのはどうですか」という意見がありました。リーダーは「感染のリスクを考えることも大事ですね。まずは明日，皮膚・排泄ケア認定看護師に絆創膏の使用について相談をしてみましょう。ドレーン刺入部はガーゼ保護にしてもいいですね」と話してみると，B看護師は「そうですね！」とさらにチームメンバーの協力が得られることに気づいて，突破口を見出せたような開かれた表情に変化しました。

　さらにリーダーは「清潔ケアはなかなか予定どおりできないけれど，Cさんと話し合っていますか？　私たちがこうしたいと考えていること，それにはこ

ういう意味があることなどをしっかりと伝えたらどうでしょうか。それでCさんと話し合って決めましょうか？」とB看護師に伝えてみました。すると，Cさんと話し合いながらケアを選択していくという視点を忘れていたB看護師から「話していなかったです。話してみます！」と次のステップが見つかったとばかりに思考を集中する真剣な表情になりました。

　リーダーは，売店からの配達サービスの活用は，Cさんにとって買い物を生活パターンに取り入れることになり，欲しいものが確実に同じ時間に手に入ることで欲求を充足できると考えていました。また，Cさんにとって長期のドレーンと中心静脈カテーテルの留置は，私たちが理解できるようなストレスではないのでしょう。中心静脈カテーテルを自己抜去するほどです。精神科の医師に相談してもよいかもしれません。そのほか，さまざまな側面からCさんの行動の背景を推察しつつ，リーダーは，どこまでその考えをチームで共有するか，カンファレンスで確保できる時間とのジレンマも感じながら，すぐにできることを共有しました。清潔ケアについてはB看護師もケア計画を立案し，チームで実施していました。しかしCさんの気分のむらもあることから，計画どおりには実行できずにいました。看護計画は患者と共有するものであり，このケア予定を患者と共有していないために協力が得られず，患者の要求に合っていないのではないかと考えられました。事例をとおしてリーダー自身が患者のニーズと看護の方向性を深めながら，B看護師とその認識を共有しつつ，提案をとおしてチーム内の知恵を結集していきました。

　そのほか，カンファレンスでは転倒・転落のリスクや社会面に対するケアについて話し合い，情報共有をとおしてチームメンバーのCさんに対する関心を高め，10分ほどで話し合いは終了しました。

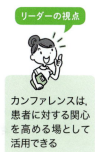

リーダーの視点

カンファレンスは，患者に対する関心を高める場として活用できる

カンファレンス後のB看護師の行動・変化

　早速，B看護師はCさんと清潔ケアの計画を共有していました。配達サービスの件もCさんと相談し，チームの情報共有シートに記載していました。カンファレンス後，偶然，夕方に妻が面会に来たためB看護師は妻と廊下で話をしていました。情報を集めるだけでなくCさんが寝ているときは起こさずに帰っていたことなどを知り，生活リズムをつけるためにもコミュニケーションをはかってほしいことを伝え，Cさんが好きなものの差し入れなどを家族に伝えることができるようになっていました。治療が進み退院の話が出てきたときには，Cさんに必要と思われる社会資源サービスを検討している姿もありました。家族とも積極的にコミュニケーションをはかり希望を聞いており，B看護師には患者やその家族に対する関心の高さが行動に表れていました。

事例 2 新卒新人看護師の指導で発揮したリーダーシップ

D看護師は病棟のリーダーを担うナース（以下，リーダー）です。新卒新人看護師のF看護師を支援しているプリセプターのE看護師に対して学習支援を進めた結果，F看護師が自分自身の課題に気づくとともにリーダー自身もチームの課題を見出したケースです。

- **D看護師**：病棟のリーダーナース
- **E看護師**：F看護師のプリセプターで，看護師経験3年目
  今年初めてプリセプターをすることになり，新人看護師のF看護師をどのように指導したらよいのか，また，F看護師の成長は自分の指導の結果であることを過度に意識しており，プレッシャーも強く感じている。先輩看護師たちの自分に対する評価も気になっている。真面目な性格でF看護師のことも大事に思っていて，一緒に学んでいきたいと考えている。
- **F看護師**：新卒新人看護師

プリセプターの悩み

ある日，E看護師からリーダーに，以下の相談がありました。「先輩看護師たちから，Fさんが病態を十分に理解できていないこと，仕事の進め方が遅く，時間内で実施する必要のあることができず，先輩看護師がフォローしている状態だと言われてしまいました。私がいつも一緒に勤務しながらFさんの指導ができればよいのですが，自分がいない勤務時間帯でそういう状態になっていることをどうしたらよいかと悩んでいます」。プリセプターには，担当する新人看護師（プリセプティー）のさまざまな業務の様子がチームメンバーから報告されます。シフト勤務では，プリセプターと新人看護師が必ずしも毎日一緒に仕事をする環境にはないため，チームメンバーからの情報提供を指導の参考にするという意図があるのですが，初めてプリセプターを担う3年目の看護師にとって，新人看護師の成長度合いは自分の指導の結果であると，プレッシャーに感じる場合があります。そのようななか，プリセプターのE看護師からリー

ダーに相談があったのです。

　リーダーは，新卒新人看護師の成長プロセスの適切な認識をE看護師と共有することにしました。経験の浅いプリセプターの強みは，新人看護師と立場を置き換えて考えることが容易にできることです。まずは，新人看護師の状況を自分の経験から想像してもらい，この時期に病態や治療の理解がどこまで可能かを想像してもらいました。するとE看護師は「新人のころは，やらなくてはいけないことだけで精一杯で，深く考えながら仕事はできませんでした。毎日仕事が終わらなくて，家に帰ったらクタクタでした」と思い出しました。新人看護師にかかわっているチームメンバーは，できるかぎり早く自立して，できる仕事が増えてほしいため，多くの要望が示されることがあります。しかし，新人看護師がおかれている状況を理解し，今必要な知識や技術，獲得しなければならない能力を，指導・支援する側が見極めて選択し，計画的に指導していく必要があります。リーダーはそのことをプリセプターに伝えました。新人看護師のいちばん身近にかかわり，成長のプロセスを見守り続けるプリセプターには，そのことを新人看護師に伝える役割があるからです。

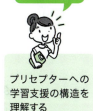

リーダーの視点

プリセプターへの学習支援の構造を理解する

新人と共に学び，自立する

　リーダーとプリセプターが所属している病棟は先天性心疾患のケースが多い小児病棟です。病態の理解については，新卒新人看護師が理解をするには複雑で，個々によって違い，治療過程によって血行動態も変化するなど，すべてを理解することは非常に困難です。したがって，現段階で理解しておくべきことや，どのケースをみるにも基礎になる病態を一緒に勉強し確認することから始めてはどうかと提案しました。例えば，病態や治療方針が比較的わかりやすい心室中核欠損症の病態・術式・手術にともなう人工心肺や麻酔の影響，術後管理の治療の理解，術後の経過をしっかり学ぶことで，成長・発達段階による相違点や重症度によってどう変わるかなどの応用ができるように，学習する方向性を示すことなどを提案しました。

　次に，立場を代え，先輩看護師として，または日々のリーダーとして，今の段階で新人看護師メンバーに期待する業務コントロール能力を一緒に考えました。個別にフォロースタッフがついていた時期から自立して業務を進める時期は，新人看護師だけでなく，安全にすみやかに業務が行われるか，どのスタッフもかなりの緊張感をもっており，リーダーであれば，なおさらであろうことが予測されます。誰も新人看護師がすべて自立して実践できるとは思っていません。初めて出会う場面や処置・技術に対して，安全に実施されるために指導することは，リーダーや周りのスタッフの義務であり責任です。しかし，チームメンバーもそれぞれに複数の患者を受け持ち，看護チームのリーダーはリー

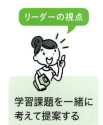

リーダーの視点

学習課題を一緒に考えて提案する

ダー業務を遂行する役割も担っているため、時間の経過とともに新卒新人看護師であっても自立して実践することを期待するものです。

　新人看護師の大きな課題は、複数のケースをもち多重業務をコントロールする能力です。一緒に働くチームメンバーからの新人看護師の成長度合いを表す情報について、特にできるようになったこと・できていることの情報ではなく、自立してできないためにチームメンバーが支援したこととその内容など、新人看護師の課題について多くの報告があることは、その課題に対する到達の程度に対する期待値のズレを示していることが多いようです。多重業務をコントロールすることは、仕事のスタート時に計画をどのように立てるか、指示やケアを忘れないためにどう工夫するかがポイントとなるため、新人看護師の仕事の進め方を確認して、必要なアドバイスを提案してはどうかとE看護師に提案しました。また、新卒新人看護師であるFさん自身が、自分のできることとできないことを伝えられるか、指導やフォローしてもらいたいことは何かなど、自らリーダーやチームメンバーに支援を求めるコミュニケーションができることも必要です。その点においてかかえている問題がないか、確認してはどうかと提案しました。

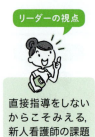

リーダーの視点

直接指導をしないからこそみえる、新人看護師の課題を伝える

教えること・指導することは自分自身が学ぶこと

　最後に、プリセプターからみて、F看護師にはどのような長所があるかを尋ねました。F看護師のプリセプターであるE看護師は「Fさんは、患者である子どもへの対応や接し方がとても丁寧です。業務の進め方が遅いのはそのせいかもしれません」と話しました。リーダーからみても、F看護師は、患者・家族からの質問に対し自己判断せず、相談してから対応するなど慎重にできていることをE看護師に伝えました。またF看護師ができていることを本人にフィードバックし、その長所を維持しながら複数の患者を受け持ち、時間内で指示やケアを実施する必要のある多重業務のコントロールを身につけられるような支援が大切であることも、E看護師に伝えました。

　臨床経験3年目でプリセプターを担う場合、教育・指導するポイントに悩むことも多くあります。しかし、本来、教えること・指導することは、自分自身が学ぶことです。プリセプターは過度に責任を感じたり、担当の新人看護師の様子が自分のプリセプター役割の成果のように感じると、行き過ぎた指導につながりかねません。プリセプターにかぎらず、指導場面で教えることを意識しているがゆえに、感情的な指導がされている場面をみかけることがあります。また、新人看護師が萎縮してしまったり、相談しにくいような環境をつくり出していることもあります。教える・指導する側は、新人看護師が現在どういう状況にあるかを考慮して、何を優先的に学び、身につける必要があるのかを査

リーダーの視点

新人看護師の指導をプリセプターにすべて任せるのではなく、リーダーシップが屋根瓦方式の支援体制を実現する

定し，支援内容・方法を選択することが重要であるとリーダーは考えていました。

　リーダーからさまざまなアドバイスを受けとり，自分自身の1年目の学習状況を思い出したプリセプターのE看護師は，新人看護師が困っているのではなく，自分自身が困っていることに気づきました。チームメンバーの情報提供に対して指導を進めるためのリソースとして認識する以上に，自分自身でチームメンバーからのメッセージを推測してプレッシャーにしてしまっていたことにも気づくことができました。新人看護師を支援する立場でF看護師の成長プロセスに注目するのではなく，自分が感じているプレッシャーや先輩に対する体面を考えている自分に気づき，一緒に学んでいこうと思っていた気持ちを思い出す必要があるとE看護師は考えることができました。また，リーダー自身もE看護師と話し合い，提案をしながら，リーダーやチームメンバーの偏った情報提供の内容によってプリセプターにはプレッシャーになる可能性があることを，自分自身がプリセプターをした経験を思い出しながら考えていました。立場が変わると受けとり方や理解の仕方が変わることを意識しながらコミュニケーションをとる必要があり，また，チーム全体として新人看護師の学習支援について考えていく必要があるという課題を見出していました。

リーダーの視点

相手の状況を理解することから学習支援が始まることを忘れない

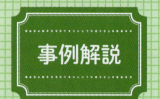

効果的な学習支援でチーム力を上げる

事例解説

　看護チームにおける学習支援でリーダーシップを発揮することは，学習するチームの実現です。リーダー自身がメンバーに対して個別の学習支援をする場合には，個々のメンバーの課題を見極め，どのようなアプローチをすることが効果的な学習を促すのかを考え，そして，実際に支援をします。すぐに実施するための知識を提供する場合もあれば，時間をかけて一緒に考える課題もあります。相手の気づきを促すことは，気づきを共有して一緒に学ぶこともできます。学習するチームとしての雰囲気づくりや学習することの提案によってリーダーシップを発揮することもできます。基本的には自己研鑽することを求められる職業であることを多くの看護師は自覚しています。自分自身で学ぶ方法について，学問的知識だけでなく，価値や実践の意味など，臨床で学ぶことは多く，それは，自分自身の体験として学んでいます。しかし，社会人として学び方を学び，身につけるまでは少しばかり時間を要します。入職したての新人にとって自分自身で学ぶことは困難で，何をどのように学習すればより早く独り立ちできるのか支援を必要とします。看護リーダーは，そういった学習支援を行いながらチームが担当する患者に対して，個々の目標達成に向かってより効果的に看護を提供していくことのできる看護チームとして成長していくことを目的に，リーダーシップを発揮する必要があります。

ここがポイント

メンバーに対する学習支援は，看護の展開が教材になる

事例1について

　事例1では，カンファレンスの話し合いによって課題を解決する方向を見出しつつ学習を支援していきました。急性期治療後，回復が遅延しており安楽を含めた生活を整えるケアが必要な患者を受け持つチームメンバーの看護師に対して，問いかけと提案を繰り返しながら学習支援を進めていきます。メンバーである受け持ち看護師が明確な解決策を見出せない状況に対して，目標に向かう道筋を見出していったプロセスがありました。看護の現場には，簡単には解決されない複雑で混沌とした状況が続くことがあります。患者が治療の場にとどまることによって起こりうる二次的な問題を考えれば，退院できる状況を整えて最大限短期間での退院が看護の質の向上にもつながることを多くの看護師は理解しています。そこで，リーダーは学習支援の場と

してカンファレンスを活用することができます。新卒新人看護師の学習とは違い，中堅看護師（いわゆる指導を受けなくても看護業務が進められる看護師を含む）に対して必要な学習支援は，成人学習をふまえたアプローチです。大人の学習者には，①自己決定，②経験学習による資源の蓄積，③社会的役割の発達課題の準備，④課題達成，という4つの特性[1]があり，「職場で期待される役割から自分自身で課題を見つけて学ぶ内容を自分で決定し，経験を蓄積しながら学んでいく」ことになります。

本事例のリーダーも，リーダー自身が気になっている，あるいは，チームメンバーからの気づきを活用してカンファレンスのテーマを決定しましたが，おそらく，受け持ちの看護師自身が課題に思っているだろうことを予測しているようです。経験5年目の伸び悩む中堅看護師の迷いや困難さをリーダーとして理解しながら，中堅看護師の患者に対する思いを大事にして上手にケアの方策を提案しつつ，一歩ずつできることからケアを進めて生活を整えていくための検討を，チームで一緒に体験して学び合っている様子がわかります。リーダーは支援する看護師の課題を考え，その看護師の特徴をふまえて効果的なアプローチをしていきます。そして，患者の体験を共に理解してケアを考え，困難事例に対する看護の課題を乗り越えていくプロセスの体験をとおして，一緒に学ぶためのリーダーシップを発揮しています。

ここがポイント
学びを深めるタイミングは，本人の気がかりに気づくことから始まる

事例2について

事例2では，小児病棟に配属された新人看護師の担当となったプリセプターに対する学習支援を進めていました。新人看護師の育成には病院組織全体でかかわる必要があるといわれていますが，他職種がかかわる研修計画を立案することできっかけづくりをしている組織も多いようです。しかし，実は新人看護師の育成の現場においては，看護業務を優先する行動によって，プリセプターに新人看護師とのかかわりが任せきりになっている場合もあります。学習支援の機能をリーダーが十分に理解して，新人看護師の育成システムにおいて，看護リーダーとして学習支援をする対象が誰か，何をどのように支援するのかを見極める必要があります。しかし，OJTで個々の新人看護師の学習支援をするためには，小さな単位の看護チームで誰が誰の学習支援をするのか看護師個々に意識していなければ，その役割は行動化されません。特に看護リーダーは新人看護師の担当支援者がいる場合，その支援者に対する学習支援をすることができます。状況によっては，直

ここがポイント
新人看護師の指導体制として，屋根瓦方式を採用する場合のリーダーの役割を意識して行動する

接，新人に対する学習支援が必要な場合もあるかもしれません。

本事例のリーダーは，新人看護師を担当するプリセプターと教育的な視点を共有していました。特に，相手の学んでいること，体験していることは何かをプリセプター自身に考えてもらいながら，新人看護師の思いや体験をなぞるように理解を促します。そして，自分自身もプリセプターであった体験を想起して学習支援を進めます。また，先輩看護師たちの体験していることや新人に対する思いにも関心を寄せながら，学習支援の対象であるプリセプターと共に，今後の新人看護師への支援の方向性を考えていきました。リーダーは，新人看護師の学習支援を一緒に体験しながら，チームメンバー自身が学習していることを意識できるリーダーシップを発揮していたと考えられます。

まとめ

看護現場のリーダーシップにおける学習支援の役割は，チームとして患者に効果的な質の高い看護をすることが目的です。リーダーシップは，なぜ看護師が学習し続けるのか，臨床で学習する意味について理解を深めていくことによって行動が強化されていきます。学び合うことのできるチームに向かうリーダーシップが必要とされています。リーダーだけが学習支援ができるのではなく，チームメンバーが学習するチームとして意識して学び合うためのリーダーシップを発揮できるようにしたいものです。あるいは，チーム学習のためのリーダーシップが発揮できるようにメンバーにはたらきかけることもリーダーシップであると考えられます。

> **学習を支援するリーダーシップを発揮するポイント**
>
> ❶ なんのために学習しているのかを意識する
> ❷ 相手の課題に応じて学習支援の方法を考える
> ❸ 学び合うことで成長し続けるチームづくりをするために自ら学ぶ

【文　献】
1）赤尾勝己：成人教育学；M・ノールズの理論をめぐって．赤尾勝己・編，生涯学習理論を学ぶ人のために，世界思想社，京都，2004，pp5-32.

社会科学からの視点

ティーチングとコーチングの使い分け・併用

　ほめる，聞く，認める，タイプ分けなどがコーチングだと思い込んでいる人が多い。しかし，それは看護界に広がったセミナー業者のコーチングであり，提唱者であるウィットモア[1]のそれとは異なる。そもそも，ほめたり認めたりするだけで，スタッフが育つわけがない。「どうすればいいと思いますか？」などと相手に質問をして，十分に考えてもらい，よりよい答えにたどり着いてもらうのがコーチングである。それに対して，「…しましょう」「…してください」と指示を出したり，「…してはどうですか」と助言したりして，答えを教えるのがティーチングである。

　ティーチングではダメで，コーチングでないとスタッフは育たない，と思い込んでいる人も多い。しかし，コーチング発祥の地のスポーツ界では，「ビギナーにはティーチング，ベテランにはコーチング」といわれており，スタッフの自立度に応じて，両者を使い分けるのが常識となっている。また，日本看護協会が示した認定看護管理者カリキュラムの基準でも，ファーストの人材育成論では，コーチングとティーチングの2つが並べられており，両方を一緒に学ぶこととなっている。

　自立度の低い依存の段階では，まずは指示によるティーチングで，基本をしっかりと教える。そして，スタッフが成長するにつれて，指示から助言によるティーチングへ，さらにティーチングからコーチングへと切り替えていき，最終的には自立してもらうのである。

　コーチングで接しても，適切な答えが引き出せないこともある。そのようなときには，無理にコーチングを続ける必要はなく，「…してはどうですか」と助言すればよい。相手が助言に心から納得して，やる気になれば何の問題もない。ところが，「それは無理だと思います」と反論されることもあり，そのようなときには「じゃあ，どうしたらいいと思いますか？」と言って，コーチングに戻せばよいのである。

　このように，コーチングとティーチングは併用しなければうまくいかない。両者の併用や使い分けによって，初めてスタッフを育てることができるのである。

【文　献】
1）Whitmore J（清川幸美・訳）：はじめのコーチング；本物の「やる気」を引き出すコミュニケーションスキル．ソフトバンククリエイティブ，東京，2003．

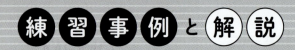

事例

チームメンバーの中堅看護師のJさんはモチベーションが低く，仕事にやりがいを見出すことができないようにみえます。あなたは本日業務リーダーで，Jさんがチームメンバーとして勤務しています。

【メンバー】
看護師G：新人1年目で独り立ちできていない。現在，指導を受けながら業務を進めている。看護の手順に日々関心を示しているが，まだ患者に対して関心を寄せることができない状態にある。
看護師H：経験2年目の看護師で，新人看護師のプリセプター。新人指導に精一杯で，新人がなかなか独り立ちできない状況に悩んでいる。
看護師I：経験12年目のベテラン看護師で子育て中のため，サクサクと仕事をして時間どおりに帰ることを目標に仕事をしているようにみえる。
看護師J：経験5年目の中堅看護師で，最近，退職を考えているらしいという情報もある。看護に対する思いは強いものの，最近は上の空で仕事をしているようにもみえる。

あなたは夜勤明けの主任から「今日は入退院も少ないし落ち着いているから，カンファレンスでJさんを刺激できるような話し合いをしてはどうか」と提案されました。あなた自身もJ看護師の最近の様子が気になっており，このような状態ではチームとして効果的な看護ができないと感じていたので，少し考えてみたいと思っています。やりがいを見出すことができない感覚や退職について考えたい気持ちもわかる気がしています。自分自身もそんな気持ちが時々湧き起こるからです。

➡ あなたはカンファレンスをとおして，何かチーム全体でモチベーションを上げることができるような，自分自身もなぜこの職場で働くのかを考えることができるようなカンファレンスをしたいと思っています。リーダーとしてテーマ設定や進め方についてどのように考えますが？
- 朝のショートミーティングの最後に，チームメンバーにどのようにはたらきかけますか？
- ショートミーティング終了後も業務を進めながら何か実施することがありますか？
- カンファレンスではどのように話を進めますか？

【解説】
所属するチームで働く意味を見出す学習支援とリーダーシップ

　事例1で紹介したカンファレンスをとおした学習支援によるリーダーシップでも，同じように中堅看護師が看護の方向性が見えずに突破口を一緒に見つけていくプロセスがありました。しかし，この学習支援を必要としている看護師の課題は，おそらく，同じチームで働く意味が見出せなくなっていることです。成人学習の結果は経験の意味や価値づけです。職場で経験していることの意味や価値を見出せていないことは，学習支援が必要な状態と考えられます。おそらく，看護師5年目になってくると，働く職場で看護する患者の疾患にかかわる病態生理や治療内容，検査結果の読みとり，患者や家族の傾向と退院支援の方向性のパターン化した理解によって，さまざまな問題をそれほど苦労しなくても解決していける状況になっていることが推測されます。そういった中堅看護師に対しては，知識と対処方法を蓄積することではなく，患者との出会いから自分自身の課題を見出していくこと，自分自身の実践の意味を言語化していくことに学ぶ価値を見出す支援ができれば，日々の看護に対するモチベーションを維持することができます。カンファレンスで事例を検討する場合，問題解決に多くの時間を費やすことが多いようです。それは，業務に直結してすぐに活用できる方法論を見つける作業なので，満足感が高くなります。しかし，時には実践を振り返るためのカンファレンスをして，看護師が実践をした意味や理由，暗黙知を意識するような話し合いができると，実践の言語化をとおして体験を経験として蓄積する実践能力の育成につながります。

〈 中堅看護師に対するチームのリーダーができる学習支援のポイント 〉
①看護チームで共に働く意味を見出すことは成人学習である
②独り立ちして看護業務を進めることのできる看護師の学習課題を見極める
③知識量の蓄積をめざすだけでなく，行動の意味や価値を見出す学習への方向転換を共に体験する

　看護チームのメンバーが学ぶことに価値を見出せれば，主体的に学び続けるメンバーのリーダーシップを引き出すことができます。看護リーダーによる学習支援の目的は，メンバーが主体的に学習するリーダーシップ行動を引き出すことによって，患者に質の高い看護を提供していくことです。リーダーによる学習支援は，「自ら学ぶ姿勢」と「一緒に学ぶ姿勢」を共有できるチームとして，学び方を学ぶ，学ぶ理由を意識し，共に学ぶ姿勢を体験することが前提であり，それには成熟した看護チームをつくるリーダーシップが求められます。

C リーダーとしての看護判断

テーマ解説

　臨床現場ではチームメンバーそれぞれが，変化し続ける患者を前に看護判断をしていますが，ここで伝えるリーダーシップとしての看護判断は，チームメンバーの能力に大きく影響されることが前提です。分担されているリーダーの業務においては，他職種との情報共有や意見交換の場があり，成り行きの予測（物事の変化の過程を前もって推し量ること）に影響する医療者側からの情報が，リーダーのもとには多く集まる特徴があります。そのため，これらの成り行きの予測をふまえて患者に対するケアや支援の方向性を判断することができます。

　リーダーシップとして看護判断をするタイミングは，看護過程の全体のプロセスがみえていない状況にある「チームメンバーに対する支援」と，短時間で判断して決定する必要のある「チームの役割分担」が考えられます。十分な能力が養われていないチームメンバーの学習支援を含めて，リーダーシップを発揮します。説明するだけでなく，ロールモデルとしての看護判断のプロセスを示していくことになります。また，早急に看護判断をする必要がある場合，例えば，患者の急激な病状の変化に対して役割分担としての看護判断機能はリーダーに委ねられることがあります。

　看護判断はいわゆる看護師の臨床判断であり，臨床実践能力に影響されます。ベナーのいう，看護師としてのあり方や考え方による臨床判断の要素である「（想定される）推移を見通すこと」[1]がリーダーの看護判断に求められることが多いのではないでしょうか。リーダーが行う臨床判断には臨床推論を含み，変化する臨床状況において「この後どうするか」「この先のことを考えてどうするか」という問いをもちます。リーダー業務で他職種との共有によって得られる情報とチームメンバーの目の前にいる患者情報を併せて判断することによって，より成り行きを見据えた判断がしやすいこともあります。

　看護判断に必要な情報量とリーダー役割を担える実践力によって，チームメンバーが判断に迷ったときに一緒に考える余裕があれば，学習支援として意見交換をするかもしれません。しかし，変化し続ける臨床現場のなかでは，相談している時間もなく，次々に判断をして決定していかなければなりません。チームメンバーがリーダーシップを発揮できるように情報提供をし続けると同時に，リーダー自身も判断するタイミングを見極めることでリーダーシップを発揮します。

【文献】
1) Benner P, Hooper-Kyriakidis P, Stannard D・著（井上智子・監訳）：ベナー 看護ケアの臨床知；行動しつつ考えること．第2版，医学書院，東京，2012，p19．

看護カンファレンス

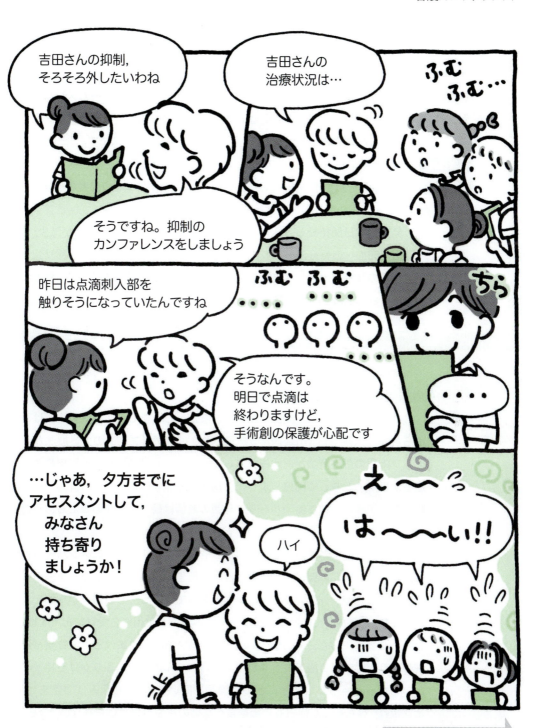

事例をとおして考えてみよう！

事例 1　患者の療養生活支援のための看護判断によるリーダーシップ

　A看護師は小児病棟に勤務するリーダーナース（以下，リーダー）です。チームメンバーが受け持つ患者（Cちゃん）の母親からの要望に対して，メンバーに相談されたリーダーが，ルールを超えることの意味を考えて看護判断をするに至ったケースです。

- A看護師：小児病棟のリーダーナース
- B看護師：Cちゃんを担当するチームメンバーの一人。ほかに7名の患者を担当
- Cちゃん：3歳・女児。会社員の父親と専業主婦の母親との3人家族
  発熱が5日間持続し，入院の3日前から食事と水分の摂取量が減少，眼球充血・口唇紅潮・口腔内の発赤・四肢末梢の紅斑・両側頸部リンパ節の腫脹が出現し，当院に紹介受診。医師の診察の結果，川崎病と診断され治療目的で入院。家族は付き添いを希望して個室に入院。

病棟規則「持ち込み食」に対して

　Cちゃんには入院後，胸部の超音波検査が行われましたが冠動脈病変はみとめられず，入院当日（川崎病第5病日）より，γグロブリンの大量療法とアスピリン内服の併用療法が開始されました。Cちゃんは活気がなく不機嫌で，医療者が近づくと激しく啼泣しました。病状や治療説明に対して，両親から冠動脈病変や予後について質問があり，母親の表情は硬く，涙することもありました。

　入院4日目の夜勤帯のことです。Cちゃんを担当するチームメンバーのB看護師は，Cちゃんのほかに7名の子どもを担当していました。リーダーのAさんがナースステーションでパソコン入力をしていると，B看護師が相談をしてきました。「Cちゃんのお母さんから，食事のことで相談を受けたんですけど」と困った表情でした。「お母さんの口調は穏やかなんですけど，Cちゃんが病院のふりかけではご飯を食べないので，Cちゃんの好きなふりかけを持ってきたいとおっしゃっています。どの看護師に聞いても"持ち込みはできません"と言われ，Cちゃんが何日もご飯を食べないのをもう見ていられない，つらい，なぜ持ち込みはいけないのか，決まりだからですか，とおっしゃっているんで

すけど…。どのように対応したらいいかわからないんです」とリーダーに相談しました。

　B看護師の相談に対して，何に困っているのかを明確化する必要があると考えて，問いかけました。B看護師は，「Cちゃんの食事の摂取量が増えるように，好きなふりかけを持ってきてもいいと思うんですけど，病院食でふりかけを付けているから持ち込みはできないんですよね…」と話しました。B看護師は，Cちゃんの食事の摂取量を増やす方法の一つとして，病棟の規則では原則として不可とされているふりかけの持ち込みが可能かを検討したいと考えていました。ふりかけの持ち込みについて，リーダーナースが医師に確認し，可能となれば，Cちゃんの食事量が増えるきっかけになるかもしれません。しかし，ここで大切なのは，B看護師が子どもと家族の状況を評価し，判断し，ふりかけの持ち込みを検討し，規則の柔軟な運用を意思決定するプロセスを知ることです。

規則を超えて行動するときの看護判断には，そのプロセスが重要である

　この場面をとおして，B看護師が子どもと家族の看護において重要な要素に気づき，考え，看護を実践するために，以下の内容を確認する必要がありました。

①規則は絶対であり，守らなければならないととらえているのか
②何を目的として規則を柔軟に運用するのか
③口唇症状が減退した川崎病の回復期にあるにもかかわらず，食事の摂取量が増えない理由をアセスメントしているか

なぜそうしたいのかをアセスメントする

　勤務開始時，リーダーとメンバーナースで実施したショートカンファレンスにおいて，B看護師はCちゃんと母親の状態を以下のようにとらえていました。

- 川崎病第8病日であり，現在の症状として口唇の紅潮と亀裂のみが残存している
- 絵本を読んだり，おままごとをしたりして活気が出てきたが，食事の摂取が1～2割程度と少ない
- 日勤の看護師から「付き添いの母親に疲労感がある」と申し送りがあり，夜間休めるように環境を整える

　B看護師は，川崎病に特徴的な皮膚粘膜症状が減退しているため，Cちゃんは回復期にあるととらえていました。食事の摂取量が少ない状況も把握しています。しかし，回復期にあるにもかかわらず，食事量が増えないという関連性には気づいていません。症状以外の要因をアセスメントするために支援が必要です。また，ふりかけに含まれる塩分や糖質を制限する病態ではありませんが，B看護師が認識しているかを確認する必要がありました。

看護上の問題を解決するためのアセスメントは，病態と治療経過，対象の特性と成長・発達をふまえて検討する必要がある

　また，Cちゃんは3歳であり，自我の発達にともない，自主性を発揮しながら自己抑制が養われる時期です。B看護師は，Cちゃんの発達や精神的側面についてどのように理解しているのか，確認する必要があります。Cちゃんは回復期にあり，食事量の低下は病態に起因するとは考えにくく，心理的側面や環境の変化での影響も考えられます。突然の入院により環境が変化し，採血や点滴など痛みをともなう処置も経験し，自宅とは異なる環境下で生活しています。Cちゃんが食べ慣れたふりかけをきっかけに食事が進むかもしれません。

　さらに，母親の状況として，Cちゃんの食事摂取量が減ったのは入院3日前からであり，現時点で1週間が経過し，食事の摂取量が増えない状況を母親は「何日もご飯を食べないのを見ているのがつらい」と話しています。Cちゃんは入院の5日前から発熱があり，母親は解熱しない状態に対して心配な思いをかかえ過ごしていたことが推測されました。個室では家族が24時間付き添うため，母親も慣れない環境で過ごしており，身体的にも疲労があり，環境調整や精神的にもサポートが必要です。そして，自分の思いを的確に言葉で表現するのは難しい3歳のCちゃんの代弁者として，何度も複数の看護師に持ち込みは可能かを聞いていたと考えられます。

メンバーと共に規則を超えた対応を考える

　リーダーは以上のアセスメントから，規則の柔軟な運用を検討する必要があると判断しました。B看護師は，病棟の規則に従い，持ち込みは不可能ととらえています。子どもと家族を中心とする看護を実践するために，規則をどのように運用するかを伝える必要がありました。そして，規則は原則であり，子どもや家族の状況を考慮し変更や対応可能な場合もあることを伝えると，B看護師は「持ち込み食は，絶対できないわけではないんですね。Cちゃんは食事が進んでいないし，お母さんも食べないことに対してとても心配されているので，希望されているBちゃんの好きなふりかけを持ってきてもいいですか」と聞きました。リーダーが「ふりかけに含まれる塩分や糖分は川崎病の病態に影響を及ぼすでしょうか」と問いかけると，B看護師は「川崎病は食事を制限する必要はありません」と答え，持ち込みによる身体への影響がないことを確認しました。またリーダーは，母親が「子どもの代弁者として，ふりかけの件を伝えてくれたこと」「持ち込み禁止とわかっていても，どうにか食事を食べさせたいという思いがあること」を伝え，母親の思いをくみ取って対応することは家族へのケアであることを共に考えました。

リーダーの看護判断をメンバーが理解して，一緒に方向性を見出すためのリーダーシップが必要である

　続いて，リーダーはB看護師に「Cちゃんは回復期にあるにもかかわらず食事が進まない状況に対して，ほかにも理由があるのではないかと考えていますか」「Cちゃんの認知機能や社会性の発達をどのようにとらえていますか」と問

いかけました。するとＢ看護師は、「食べないのは、川崎病の症状のためですかね。お母さんとは遊べていますが、医療者が近づくと啼泣して、いやなことはいやと言うので、認知や社会性の発達は３歳としては標準だと思います」と答えました。Ｂ看護師はＣちゃんの発達について考えていました。ただ、現在のＣちゃんの生活環境や心理的側面でのアセスメントを補う必要がありました。突然入院となり、自宅と異なる環境で生活するＣちゃんにとって、慣れ親しんでいるふりかけを取り入れることが、子どもが食事をとろうという意欲を引き出し、食事の摂取量が増えるきっかけとなる可能性があります。経口摂取量が増えないＣちゃんにとって、病態だけでなく心理社会的なアセスメントを行い、不慣れな環境のなかで慣れ親しんでいるふりかけの使用を考慮することは大切なケアであることを伝えました。

　以上のプロセスの結果、リーダーは医師に相談する必要があると判断しました。食事の内容を考えるのは看護の責任範囲ですが、療養中であり、小児という特徴から、成長・発達の途上にある未成熟な状態であり、その対象の発達に合わせた支援をしていく必要があるため、細心の注意を払わなければならず、Ｃちゃんにとってこの判断の適切性について、医師と相談する必要があります。そのためリーダーは、母親の言葉と看護師のアセスメントを担当医師に相談したところ、ふりかけの持ち込みについて了承が得られました。

　Ｂ看護師が母親に、ふりかけの持ち込みが可能になったことを伝えると、母親は「明日の朝からふりかけをかけたいので、主人にメールして今から持ってきてもらいます。ありがとうございました」と話しました。Ｃちゃんは翌朝の朝食時に、好きなふりかけをかけ、主食を７割程度摂取できるようになりました。その後もＣちゃんの食事摂取量は６〜７割へと増加し、活気が出てプレイルームで遊ぶようになり、入院８日目に退院となりました。

リーダーの視点

看護判断の適切性は、その成り行きとチーム内の合意によって支えられる

事例 2
回復期リハビリテーションにおける安全と自立にかかわる看護判断で発揮したリーダーシップ

D看護師は回復期病棟に勤務するリーダーナースです（以下，リーダー）。回復期のリハビリテーションをしている患者の転倒リスクと自立歩行に向けたバランスについて葛藤しながら，チームメンバーへの支援としての看護判断を進め，自立歩行が確立したケースです。

- **D看護師**：回復期病棟のリーダーナース
- **E看護師**：Ｆさんの受け持ち看護師
- **Ｆさん**：60代・男性。脳出血で倒れて他病院で急性期の治療を終え，リハビリテーション目的で入院
  妻と子どもがいるものの2人はフルタイムで働いており，面会もたまにしか来ない。

目標は，一人でも自宅で安全に生活できること

Ｆさんは入院時，明らかな麻痺はないものの，右上下肢に失調があるため，体幹のバランスが不安定な状態でした。MMSE（mini mental state examination，ミニメンタルステート検査：認知症や高次脳機能障害の簡易スクリーニング検査。30点満点で基準点は24点）では13点と脳機能低下が認められました。実際の会話でも失語はありませんが，つじつまの合わない発言や意味不明な言動を繰り返すことも多く，重度の記憶障害があるためナースコールの使用が困難でした。看護師を呼ぶためにナースコールを活用できることを説明しても，すぐに忘れてしまいます。また，排泄については尿便意があるものの他者に伝えることができず，転院してくる前に入院していた病院では，おむつの着用で排泄をしていて，トイレで排泄する生活行動がとれない状態でした。

Ｆさんはもともと火器を扱う職業に就いていましたが，入院期間中に職場復帰が可能なレベルまで回復することは難しく，そのことは家族にも説明されていました。そのため目標を自宅療養とし，特に，家族が仕事のために日中不在となるため，自宅での生活を一人でも安全に送れるようになることが目標設定

されました。現段階では，日中一人で生活するための行動が自分でできることとしました。

病棟内歩行を開始するまでの経過

　Fさんのリハビリテーションは理学療法士（PT）が中心に歩行訓練を進めていましたが，看護師は日常生活をする病棟で生活行動の自立に向けたリハビリテーションを進めていきます。Fさんを担当して受け持っているE看護師は，チームメンバーの協力を得て，生活行動の自立に向けて看護計画を立て，チームで協力しながら日々の看護を進めていきました。

　Fさんは，失調による体幹バランスの不安定さがあるため，車いすへの移乗時やトイレ動作の際には見守りや介助が必要でした。記憶障害があるため，「Fさん，ナースコールを押してくださいね」と声をかけると，「わかりました」とは言うものの，尿便意を自覚するとナースコールを押さずに自分でベッドから降りようとすることが続いていました。そのためE看護師は，転倒のリスクが高いと判断し，センサーコールを設置し，車いすへの乗車時は安全ベルトを使用して転倒予防に努めるための計画を立案してチームメンバーに注意を呼びかけました。身体機能として歩行は可能でしたが，PTによる歩行訓練でもバランスを大きく崩す場面がみられるため，歩行は訓練中のみとなっていました。

　排泄面については，おむつに排泄する習慣が定着していたために，入院直後もしばらくはおむつに失禁の状態が多々ありました。しかし，排泄行動の自立に向けてトイレ誘導を行うことで，2週間程度でトイレでの排泄を確立することができました。おむつへの排泄のタイミングを観察し，Fさんの排泄のタイミングをつかみながら尿便意の有無を問いかけてトイレに行くことを提案しました。すると，もともと尿便意があったためか，トイレでの排泄を思い出すまでにそれほど時間は要しませんでした。入院当初は，ベッドのコントローラーでしきりにリクライニングを操作したり，床頭台の引き出しを開けたり閉めたりするなど落ち着きのない行動や，つじつまの合わない言動を繰り返す様子がみられていましたが，時間の経過とともに落ち着くようになり，脳機能面の評価においても入院約1カ月程度でMMSE23点と大幅な改善がみられました。これらの変化を受けて主治医より，日中のみの見守りで病棟内歩行が許可されました。

見守りを解除して歩行自立とする段階の迷いとリーダーとしての判断

　日中の見守り歩行が開始されたものの，記憶障害は残存しており，ナースコール使用の定着が依然として困難なため，一人で歩き出すことがたびたびみられていました。そのつど，センサーコールにより看護師が病室に駆けつけて，見

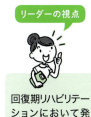

リーダーの視点

回復期リハビリテーションにおいて発揮するリーダーシップは，退院を見据えた日常生活動作（ADL）の自立に向かう

守り歩行をする状態が続いていました。記憶障害のために病気について理解することができず，歩行時に看護師が見守ることの理由について説明をしても理解することができませんでした。失調による歩行の不安定さはあるものの，転倒はせずに経過していきました。チームメンバーは何とかFさんがナースコールだけでも覚えてくれないかという思いで，一人で歩行をするたびにナースコールの使用について説明していきました。

　記憶障害のためにナースコールの使用は困難であるとチームメンバーは考えながらも，いつか習慣になってくれるかもしれないという思いから，根気よく説明を続けた結果，Fさんは徐々にナースコールを使用する回数が増え，排泄のためトイレに歩行するタイミングでナースコールをしてくれるに至りました。しかし，受け持ちのE看護師は，Fさんが完全にナースコールを理解したわけではないことや，記憶障害による認識の程度が不安定であることから，ナースコールを万が一忘れてしまったタイミングでFさんが転倒する可能性を考えざるを得ませんでした。転倒によって骨折や何らかの外傷が生じると，これまでのリハビリテーションを進めてきた成果が無駄になり，Fさんの退院は遠のいてしまうという思いや，看護師のリスクマネジメントとしての責任の重さを考えると，見守り状態を解除できずにいました。

　しかし，リーダーであるD看護師は，見守りそのものが不要になるときがくるのではないかという思いがありました。離院のリスクが考えられる場合は注意が必要ですが，Fさんの場合，歩き出す動機づけになっていることのほとんどが排泄行動と関連していたからです。また同時に，体幹バランスの不安定さによる転倒リスクがあるため，見守りを解除することには抵抗が感じられるという雰囲気がチーム内にあることも感じていました。夜間は安全管理上の問題で車いす使用となっており，ベッドサイドに設置したセンサーマットの使用も継続していました。しかし，ナースコールの使用が徐々に定着されてきており，ナースコールを押してからスタッフが対応に来るまで待機することができるようになっていました。見守りでの病棟内歩行が開始されてからのFさんの様子を観察し，見守りを解除することについてチームメンバー間でも判断に迷う意見があり，リーダーも同様に「事故を未然に防ぎ安全を守ること」と「日常生活動作（ADL）を拡大していくこと」の両立の困難さを感じていました。

　主治医やPTからも，体幹失調によるバランスの不安定さはこれ以上の改善は見込めないと判断されており，チームメンバーが感じている不安要素である「体幹バランスの不安定さによる転倒リスク」は今後もついてまわることになります。しかし，今後は自宅での生活に戻っていくことを考慮すると，入院中のADLも，できるだけ退院後の生活に合わせて拡大していくことが望まれ，退院に向けて，日中だけでなく夜間も含めて歩行が自立するという目標達成は

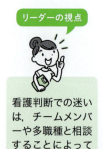

リーダーの視点

看護判断での迷いは，チームメンバーや多職種と相談することによって解決する

Fさんにとっては退院の必須条件でした。

　Fさんのような高次脳機能障害患者の場合，単に身体機能上のみならず，脳機能面からも歩行の自立が可能かどうかを考慮する必要があるため，まず担当のPTの意見を求めてみてはどうかと受け持ちの看護師に伝えました。すると，PTも同じような考えで，見守り歩行を解除することに賛同が得られ，日中は見守りをしない状態で自立歩行が達成されました。

自立歩行達成後

　その後，トイレから自室へ戻る際に方向を間違うことがありましたが，自分で修正することができ，ふらつきについては，廊下の手すりにつかまりながら歩行するなどの安全に配慮する様子も観察されるようになりました。

　夜間のトイレ歩行は，Fさんにとって睡眠の途中覚醒の状態で歩行することになり転倒のリスクが重なることや，夜勤帯の看護師配置数も不安要素となっていました。しかし，日中の歩行の自立が本人の自信につながり動機づけとなったことや，不安定な体幹バランスに対してFさん自らが転倒防止のために手すりの利用ができるようになったことから，夜間も日中と同じように，車いすによるトイレへの移動を見守り歩行から始め，ナースコール使用の定着と歩行の安定感を確認して自立歩行に進めていきました。

　リーダーは，患者の退院に向けた生活行動の自立のためには，転倒のリスクとADLの拡大というジレンマがともなうことを知っています。チームメンバーとリーダー自身の不安を感じつつ，葛藤しながらも最大限の転倒予防を考えて患者の自立を促すことが必要だとリーダーは考えていました。回復期リハビリテーションにおいては，チームでそのジレンマを克服しなければ患者の自立は実現できないと考えています。今回もそのジレンマを乗り越えることができたことにチームとしての力を感じることができました。そしてFさんは，その後も転倒事故なく自宅退院をすることができました。

リハビリテーションによる自立支援は，患者の自信にもつながる

事例解説　看護師の権限で判断する

　そもそも看護師は，何を判断する必要があるのでしょうか。日本看護協会が提示する看護業務基準[1]には，看護を行う権限と責務について，2003（平成15）年の厚生労働省「新たな看護のあり方に関する検討会報告書」において，以下のことが示されています。

> ① 看護職は療養生活支援の専門家として的確な看護判断に基づく看護技術を提供すること
> ② 「療養上の世話」には医師の指示は必要ないが，看護職は医師への相談の要否について適切に判断できる能力・専門性を養う必要があること
> ③ 看護職は医師の指示内容の適切性や自らの能力との整合性を判断し，必要に応じて疑義を申し立てること

　生活支援のための看護技術の提供の適否と方法については，看護師の責任範囲としての判断は認められています。しかし，療養上においては，疾病の状態によって医師に相談したほうがよいかを看護師は判断して，相談することが求められています。さらに，医師に指示された内容を，看護師が患者に実施するだけの能力があるかどうかを判断する必要があります。看護師が患者に実施できるかどうかは，看護師個別の知識と技術によって支えられており，指示された内容の目的やその根拠，方法の妥当性などの理解と訓練された手技などに影響されます。その結果，医師に対して疑義を申し立てる手続きをすることになります。

事例1について

　事例1では，小児病棟においてその特殊性をふまえた看護判断を必要とし，チームメンバーの迷いに対してリーダーの臨床実践能力で患者によい結果をもたらす看護判断をしていました。臨床実践能力は看護判断を導くアセスメント能力に支えられています。疾患や治療，入院生活によって変更せざるを得ない生活習慣について，まず患者のニーズを引き出したうえで，生活習慣を変更したことによる影響は何か，そして，患者の希望する方法を用いることによってどのような影

ここがポイント
看護の権限で判断することを意識して，他職種の意見を求める

響があるのか，変更しないことによる成り行きなど，身体的な側面から疾病の回復にかかわる心理社会面をどのようにとらえて判断する必要があるのかを考える必要があります。療養上の世話にともなう医師への相談の可否を考えた場合，看護師自身がその適切性について掘り下げ，その結果，医師へ意見を求めて患者にとってよりよい結果を導く必要があります。

　本事例は，ルール以外の選択肢を検討することもできない段階にあるチームメンバーの相談が，患児に対する生活支援の見直しにつながりました。母親は，何度も看護師たちに訴えていたのかもしれません。ルール変更の検討を始めるまでにも，安全管理上の基準に例外の適応を認める説得力のある理由が必要であり，その理由は，ルールが決められた目的をふまえて，その目的が侵害されない状況があることを確認する必要があります。また医師が，食事摂取量と検査データから食事が進まないことに対して点滴治療や栄養補助を処方する状況になれば，さらに患児への侵襲が高まり，不必要な栄養管理となる可能性もあります。リーダーは患児の回復に影響する栄養摂取と母親に対するケアとして，持ち込みのふりかけを許可できないかと考えます。また，リーダー自身が考えると同時に，チームメンバーに対する学習支援もしていました。その結果，チームとして最良の看護判断ができたのだと考えられます。

事例2について

　事例2のリーダーの考えに表れているように，退院に向けて自立をめざすプロセスには，安全を脅かす可能性がある局面のジレンマを乗り越えていく必要があります。チームでそのジレンマを克服しなければ，患者の自立は実現されません。患者，特に高齢者で認知機能に問題がある場合には一人で動くことに危険がともないます。しかし，自立に向かうステップアップとしてのチャレンジをしなければ，その先はありません。最大限の危険回避策を考えつつ，どこまで看護師がかかわっていく必要があるのか，自立に向けて支援するために看護師側の不安を乗り越える必要があることをも示しています。そのための決断を進めるためのリーダーシップがなければ，回復のための療養生活支援をすることはできません。自立のためのリハビリテーションであるから，転倒事故が起こっても仕方がないということではなく，医療者がそばにいなくても安全を確保できる状況をつくり出す必要があります。そのうえで，どのタイミングで自立に向かって見守りを解除す

ここがポイント

看護師の不安を認識して，不安を乗り越えさせるリーダーシップを発揮するためには有効なアセスメントが必要である

るか，他職種のかかわりや得られる支援，身体状況など，さまざまな情報と意見をふまえて看護判断をする必要があります。

　本事例のリーダーは，確実な自立へのステップを進めていくために，チームメンバーに向かって「患者は自分で手すりにつかまって歩けるようになった」「ナースコールをしなくても，自分でトイレまで歩行できることは退院前に患者自身の自信になるよね」「この状況で最大限の転倒予防をして患者を信じよう」と話し，自分にも言いきかせていたかもしれません。チャレンジをする看護判断は，成功すればチームにとって大きなポジティブエネルギーになりますが，失敗すれば判断した責任やチームの自信を失いかねません。だからこそ，チームが同じ方向を向いて，リーダーの判断をチームの力で達成していく可能性が広がります。リーダーの決断がモデルとなり，チームで協力して成功体験を重ねていく看護判断は，チームの成長を支え，患者にとってよい結果をもたらすリーダーシップです。

まとめ

　看護現場のリーダーシップにおける看護判断は，チームのめざす看護の目標を実現するために必要とされる臨床判断です。その臨床判断は倫理的推論が含まれており，「患者にとってどうすることが最善なのか」を見据えて行われているといわれています[2]。患者にとって「善い」ことを常に優先させることのできる判断を導くことでリーダーシップを発揮できます。

> **看護判断でリーダーシップを発揮するポイント**
> ❶ 看護師が判断するべき責任範囲を知る
> ❷ チームメンバーの実践能力と緊急性に応じてリーダーの判断を提示するタイミングを見極める
> ❸ 倫理的な推論でチームの目標に向かう判断をする

【文　献】
1）日本看護協会出版会・編：看護業務基準集2007年改訂版. 日本看護協会出版会, 東京, 2007, p8.
2）Benner P, Hooper-Kyriakidis P, Stannard D・著（井上智子・監訳）：ベナー 看護ケアの臨床知；行動しつつ考えること. 第2版, 医学書院, 東京, 2012, p30.

社会科学からの視点

看護師のキャリアラダー

　高度な専門職になればなるほど，一人前になるのに時間がかかる。医療分野の専門職に限ってみても，2～6年の養成教育を必要とし，資格試験に合格して就職しても，さらに何年もの研修期間を経て一人前になっていく。

　単純労働者が中心だった20世紀には，スタッフを指示どおり・マニュアルどおりに働かせる支配・牽引型のリーダーシップが求められた。それとは対照的に，質の高い高度なサービスを提供する専門家集団では，自立したスタッフを育て，支えていく育成・支援型リーダーシップが求められる。

　職業人として成長していく過程をいくつかの段階で示したものを"キャリアラダー"という。看護師のキャリアラダーの一例を示すと，以下のとおりである。

　Ⅰ：先輩の指導のもと，マニュアルどおりに看護を提供することができる。
　Ⅱ：先輩の指導がなくても，マニュアルどおりに看護を提供することができる。
　Ⅲ：マニュアルを超える質の高い看護を提供することができる。
　Ⅳ：成熟したゼネラリストもしくはスペシャリスト，管理職，教育者，研究者

　たとえ，マニュアルどおりに看護を提供できるようになっても，看護師が相手にする患者は人間であり，マニュアルどおりにいかないことも多々ある。そのようなとき，リーダーはメンバーに指示や助言をすることで，事に当たらなければならない。そうするうちに，メンバーは自らマニュアルを超えられるようになるので，そうしたら「どうすればいいと思いますか？」と質問して答えを引き出し，「じゃあ，そうしましょう」と言って支持するコーチングが，効果を発揮するようになる。

　マニュアルを超えられるようになり，さらに成熟したゼネラリストやスペシャリストに育つころには，看護の仕事の醍醐味を味わえるようになる。一人ひとりに合った質の高い看護を提供し，患者に望ましい変化がみられたり，「ありがとう」と言ってもらったりすると，「この仕事を選んでよかった」「これからもがんばろう」という気持ちになれるのである。

　現状では，マニュアルどおりに仕事ができるようになったところで，看護の仕事を辞めてしまう人も少なくない。生涯，堂々と患者と向き合っていく自立したゼネラリストやスペシャリストをいかに多く育てるかが，看護界の課題となっているといえる。

練習事例と解説

事例

あなたが最近リーダーとして，あるいは，あなたがチームメンバーとしてリーダーと共に臨床判断をした事例について想起し，どのような情報から，なんのために，どのような判断をしたのか説明してみましょう。

① 患者はどのような状態でしたか？
② 患者が希望していることは何でしたか？
③ 家族などの支援は得られる状況でしたか？
④ この状態が続くことで，どのような成り行きが考えられましたか？
⑤ どのような理由で，どうすることにしましたか？
⑥ 結果はどうなりましたか？

→ 上記の①〜⑥のことを誰かに話してみて，その判断は患者にとって最善の判断になっていたかを評価してもらうためにいくつかの質問をしてもらいながら，説明できていない部分も明らかにしていきましょう。

【解説】

看護の臨床判断とリーダーシップ

　看護師がその状況における最善の看護判断をするためには，臨床推論と倫理的推論が必要です。臨床の現場は変化し続けるので，看護師は判断し続けながら同時に実践をしています。

　リーダーはチームメンバーのリーダーシップを引き出すことによって，リーダーシップを発揮します。チームにおいてリーダーシップを発揮するのは，リーダー役割の看護師とは限りません。しかし，リーダー役割の業務分担内容が看護判断をするための情報量として確保できるというメリットがあるがゆえに，看護判断によるリーダーシップの発揮を期待されることはあります。リーダー役割を任命されるということは，看護判断を求められることであり，看護判断は臨床推論でなくても，療養上においては医師への相談の必要性が判断できることが最低限の条件であると考えられます。看護判断は経験の蓄積によって能力を高めていくことができます。その経験の蓄積は，過去を振り返り自分の実践を説明することによって，「そんなこともあった」という単なる体験から，自分の経験として蓄積することのできる知恵に変化させることができます。看護師は無意識に，そして，説明できない暗黙知によって実践していることが多く，説明することがで

きない場合が多くあります．しかし，なぜそうしたのかが振り返ってみてもわからないときには，そこにはどのような意味があったのかを説明するための知識を自分に取り込むことで，言語化する言葉を見つけることができます．その繰り返しによって，看護判断の能力は洗練されて確実性が増し，そして，常に患者にとって最善を選択できる判断でリーダーシップを発揮できるようになるのでしょう．

〈 看護判断能力を高めていくためのポイント 〉

①自分の看護判断の経験を振り返って説明すること
②質問をしてもらい，自分が意識していない思考のプロセスについて，さらに説明を加えること
③説明できないことについて知識を補充して説明ができるようにすること

　看護判断による成功体験を蓄積できると，看護師としての自信につながるとともに，判断の責任を引き受けるための専門性を追求できるようになります．看護師が何をする職業なのかを明確にして，職種としてとるべき責任範囲に積極的にかかわりたくなるような，職業的成熟によるリーダーシップが求められていると考えられます．

D チーム医療の推進
看護の専門性を生かす多職種連携

テーマ解説

医療を提供する現場では患者に対して多職種がかかわっています。チーム医療を「患者を中心に各種の医療専門職が共通の理念を基盤に，それぞれの専門性を生かしながら，共有した目標にむかって協働して医療を実践すること」とする川島の定義[1]がしっくりとくる看護師は多いのではないでしょうか。あるいは，チーム医療の専門連携実践（inter professional work：IPW）[2]を意識して重なり合う業務としての連携を意識する場合もあるかもしれません。特に，医師と看護師が連携することは，患者の健康回復をめざすチームとして，効果的な診療を提供するための連携でもあります。診療の補助業務を医師の代わりに実施すると考えるのではなく，互いに補いながら患者の課題に対して柔軟に対応することが必要とされています。

日常業務において看護リーダーは，看護チームでリーダーシップを発揮するだけではありません。例えば，「他職種との連絡調整」「多職種での協働推進」「患者を含めた医療チーム内の認識調整」などです。患者に必要なケアを提供することを目的に多職種連携を実現していきます。多職種との連携と協働は，専門性を意識する場面でもあります。

看護師が多職種連携において発揮するリーダーシップは，患者のニーズをふまえた生活の視点から治療の方向性を意識し，チームメンバーである他職種が提供する医療の方向性を調整していくことによって実現していきます。特に医療機関で治療を受けている患者の場合，第一段階のゴールとしての退院をめざすため，生活することを目標にする必要があります。患者が疾患や治療によって変化した生活行動を維持し，自分らしく生きていくための準備です。そのためには，健康管理をしながら自分らしく生活することを実現するための視点をもつ，看護師によるリーダーシップは重要です。

看護リーダーの分担業務である他職種との単純な報告・連絡・相談ではなく，情報の取り扱いをふまえた伝え方の思考プロセスとその結果がリーダーシップであると考えられます。それは，目的のために行動することがリーダーシップであるので，そこにはプロセスとしての思考がともなうということです。

【文　献】
1) 川島みどり：チーム医療と看護；専門性と主体性への問い. 看護の科学社, 東京, 2011, pp29-30.
2) 篠田道子：チームマネジメントの基礎知識. 多職種連携を高めるチームマネジメントの知識とスキル, 医学書院, 東京, 2011, pp2-40.

医師とリーダーナースの連携

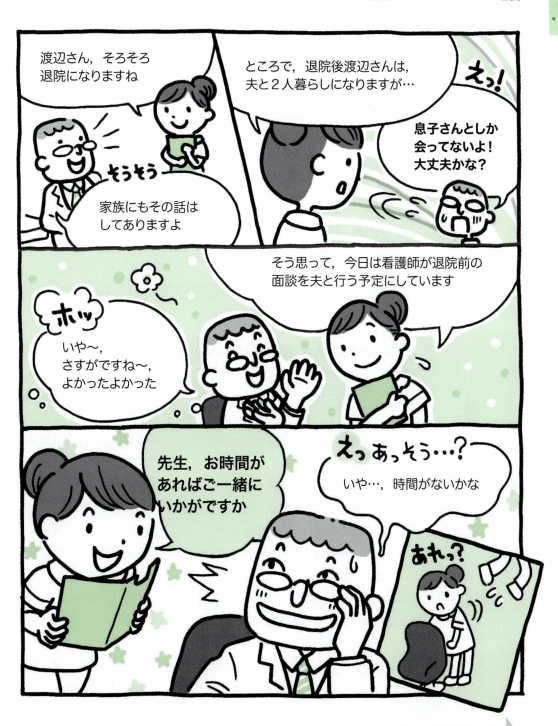

事例をとおして考えてみよう！

事例 1　人工呼吸器を長期間装着した患者のリハビリテーションで発揮したリーダーシップ

A看護師は病棟のリーダーナース（以下，リーダー）です。ICUで長期間，人工呼吸器を装着した患者Bさんが急性期を脱して病棟に転出し，退院までの日常生活動作（ADL）の自立を多職種により支援したケースです。

- **A看護師**：病棟のリーダーナース
- **Bさん**：70代・女性。夫と二人暮らし。入院前のADLは自立していた頸部膿瘍にともなう縦隔炎による敗血症性ショックのためICUに緊急入院。入院後，気管切開術と縦隔ドレナージ術が施行され，人工呼吸管理となった。

人工呼吸器を離脱して家に帰りたいBさん

　長期間にわたる治療と人工呼吸器の装着により，Bさんの筋力は著しく低下して自分で動くこともナースコールを押すことさえ困難な状況でした。人工呼吸器を離脱後の環境の変化がBさんの呼吸状態に影響を与えていると考えられました。入院後3日目から呼吸リハビリテーションを実施し，人工呼吸器を離脱して一般病棟に転出しましたが，無気肺を生じるなど呼吸状態が安定せず，再度ICUへ入室しました。入院後22日目，人工呼吸器を装着したままの状態で一般病棟に転出し，リハビリテーションを継続することとなりました。

　Bさんには医師のほか，理学療法士（PT），臨床工学技士（ME），栄養サポートチームなど，多職種がかかわっていました。看護師はそれぞれの職種とBさんを中心に場と情報を共有しながら，退院に向かうBさんに医療を提供していくため多職種協働を推進していきます。Bさんが退院に向けて乗り越える必要のある課題は，人工呼吸器の離脱と経口摂取の実現，自立歩行ができることでした。Bさんと夫との関係は，Bさんが甲斐甲斐しく世話するような関係性で，日常生活が自立できない状態のBさんの世話を夫がすることは難しい状況でした。Bさんは「夫のために早く退院したい」「歩いて家に帰る」と看護師に訴え，退院に対する強い思いがBさんのリハビリテーションに対するモチベーションを支えていました。

効果的な呼吸リハビリテーションのために

　呼吸リハビリテーションと運動機能訓練のため，ポータブルの人工呼吸器を装着して，医師，PT，看護師，MEが協力して病棟内の歩行訓練を実施していきました。リーダーのA看護師はBさんのリハビリテーションの時間を多職種が連携しながら実施できるように調整していきます。看護師は，身体的状態を把握して情報提供をしながらPTと相談し，実施の可否や方法と量を判断します。また，MEはBさんの歩行に適切な人工呼吸器の設定をして，リハビリテーション中の管理ができるよう看護師に機器の取り扱いを説明します。看護師は，歩行に付き添いながら呼吸状態とともに下肢の動きを含む運動機能としての身体の動き，全身状態の把握，運動に耐えうる補助的な人工呼吸器でBさんの酸素化の状況を把握していきました。PTと看護師とMEがそれぞれの役割認識で協働してかかわることがBさんにとって効果的なリハビリテーションになります。

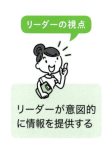

リーダーが意図的に情報を提供する

　看護師は，Bさんが過去2回，人工呼吸器の離脱を失敗していることを認識していました。そのため，PTが呼吸リハビリテーションとしての運動負荷の判断をし，看護師はその評価機能を発揮することが必要です。Bさんと一緒に歩きながら，運動負荷によって呼吸筋と酸素化の機能の強化が進んでいることを，リハビリテーション中のBさんの身体的状態を観察することで心理的負担や不安感も含めて評価していきました。Bさんが医療チームの中心となってリハビリテーションを進めるために，看護師がBさんの代弁者となって多職種に情報提供をすることで，他職種のBさんに対する治療やケアの方向性を調整していくことが可能です。そういった情報提供が多職種チームにおける看護師のリーダーシップ行動であるとリーダーは考えていました。

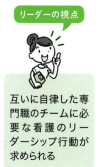

互いに自律した専門職のチームに必要な看護のリーダーシップ行動が求められる

日常生活動作（ADL）の自立に向けて

　看護師はPTが進めるリハビリテーションと並行して，ADLの自立に向けた日常的な支援を進めていきました。ICUから引き続き，病態と治療内容をふまえ，ADLを拡大していく必要があります。また，患者の思いを理解して日常生活におけるリハビリテーションを進める方向性を見極めていきます。Bさんは呼吸器装着のため，リハビリテーション以外はベッド上で過ごしていました。ICUでは運動機能訓練としてのリハビリテーションをしていましたが，日常生活訓練までに至っていませんでした。しかし，ICUから病棟に転出後，退院に向けて日常生活の自立に向けた支援が必要です。転出してきた当日からその支援は始まりました。Bさんの病棟入室後，早速，排泄のニーズを確認しました。すると，Bさんは尿意があることを訴えました。A看護師はリーダーとして，メンバーに先駆けて日常生活におけるリハビリテーションを始めました。A看

護師は，Bさんの呼吸状態や循環動態を観察して，安定していることを確認したのち，活動を進めることが可能であると判断しました。そこで，人工呼吸器を外し，ジャクソンリースを装着して呼吸を補助しながらポータブルトイレに誘導しました。Bさんはゆっくりではありますが，看護師が支える程度でベッド柵につかまりながらポータブルトイレに座ることができました。その間，呼吸状態は安定しており，SpO_2は96～99％を維持することができていました。Bさんはこれまで，おむつに排泄していましたが，ポータブルトイレに座って排泄できたことで，看護師に対する信頼感が増すだけでなく，活動に対する自信がついてリハビリテーションに対する意欲が湧いてきたようでした。

　A看護師は，Bさんは理学療法室でリハビリテーションをするだけでなく，ADLをBさんにとってのリハビリテーションとして支援する必要があると考えていました。そして，それが医療チームのなかで看護師が発揮するべき専門性として，Bさんの退院を見据えた生活行動の自立に向かう看護です。そのため，Bさんの日常生活を拡大しつつ整えていくためには，看護師が進めていく必要があると考えていました。医師が治療を進めつつPTと共にBさんの日常生活レベルでのリハビリテーションについて調整し，PTが退院後の体力を獲得するための呼吸リハビリテーションや運動機能訓練をすること，栄養サポートチームが退院後の食生活を考えながら普通食をめざし，栄養状態を評価しながら嚥下訓練を進めていきました。それぞれの職種が専門性を発揮することと同様に，看護師は日常生活の拡大により離床を進めていきました。

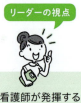

リーダーの視点
看護師が発揮するリーダーシップは，生活の視点をふまえた対象認識である

自力歩行での退院へ

　Bさんは，夫が1人で家にいることに対して，早く帰ってあげたいと思っていました。2人で社交ダンスもする仲の良い夫婦です。Bさん自身のリハビリテーションに対する意欲は高く，ベッド上でも自分で筋力増強訓練をしていました。その意欲を維持するために支えることも看護師の役割であるとA看護師は考えていました。Bさんが早く帰りたいと思う気持ちを共有するとともに，訓練によって疲労しすぎないように，また，十分な体力を維持するため，睡眠確保に向けて薬剤調整もしていきました。

　医療チームにおいてA看護師は，Bさんの日常生活や詳細な身体的な情報を発信していく役割をしながら，Bさんの退院に対する思いの実現に向けて，多職種に対する意図的な情報提供を進めていきました。多職種に対する情報提供の意図は，Bさんにかかわる職種がBさんの状態把握をとおして同じ方向に，Bさんにとって過不足のない効果的な進度で治療やケアを進めていくことです。A看護師はBさんの情報を提供しながらも，他職種の活動がどのような状態であるのかを把握し，Bさんの回復過程とズレが生じていた場合にはさらに

リーダーの視点
多職種チームにおける看護師のリーダーシップ行動として，情報提供が重要である

情報提供する必要があります。しかし，Ｂさんにかかわる医療チームの多職種メンバーは，それぞれにＢさんの退院に対する気持ちを理解して同じ目標に向かうことができていたために，情報提供をするだけでＢさんが期待する方向へと活動を進めていくことができていました。そして，ICUから病棟への転出15日目に人工呼吸器から離脱することができ，その後も，積極的なリハビリテーションを継続し，気管切開口も閉鎖することができました。ICUから転出後76日目，Ｂさんは希望どおり，自力歩行で自宅に退院することができました。

事例 2
患者が希望する終末期の在宅療養実現に向けて発揮したリーダーシップ

C看護師（以下，リーダー）は病棟看護師です。病棟看護師として，終末期において自宅退院を望んだ患者の退院調整にかかわったケースです。

C看護師：病棟看護師（リーダーナース）

Dさん：70代・女性。乳がんの終末期で，肝転移，骨転移あり。今回はがん性疼痛コントロール目的で入院
100歳の母親と二人暮らし。自営業で，Dさんが母親の介護をしている。母親は要介護4で在宅医の往診だけを活用し，福祉サービスを導入していない。妹は県内のやや遠方に居住し，弟は県外に居住。妹は家庭があるため頻繁な面会はなく，弟とは連絡程度の関係。キーパーソンは友人で，仕事のほか，母親の介護の助けも受けてきた。

疼痛コントロールで日常生活動作（ADL）改善

Dさんは70歳でしたが，医師から「乳がんが肺や骨に転移をしているので，痛みを取り除くためにも，麻薬などを使用していく必要があります」という説明も十分に理解していました。周りに気を使う人であり，当初は疼痛の状況を確認しても「痛くない」と返答していました。しかし，発言とは逆に，セルフケアは困難で夜間も睡眠がとれていない状態でした。リーダーは，今の状況では退院はおろか，疼痛コントロールも不十分と考えました。そこでDさんに，今後どのような目標があるかを聞き，その目標に近づけるためにも疼痛コントロールは大切であるとDさん自身が認識することが重要であると考えました。リーダーはDさんと二人で話せるよう，場所を配慮したところ，Dさんからは「母のことも心配だし，なにより自分の店に戻りカウンターに立ちたい」という意思を確認することができました。また，Dさんが問題と感じる「痛みがあると何もできない」「家に戻り少しでも働きたい」「母親のことも心配」という気持ちも聞くことができました。

リーダーは，Dさんの思いを引き出した後は，チームで痛みの評価やDさんに対して統一したかかわりをすることが退院支援を進めるうえで必要だと考

え，看護師によるカンファレンスを開きました。カンファレンスではDさんの思いや社会背景をチームメンバーに伝えていきました。メンバーにDさんの背景や思いを知ってもらったことで，ペインスケールでの評価や鎮痛薬の効果，Dさんの言動やADLなどをチームが同じ視点でかかわることができるようになりました。その結果，Dさんは積極的な疼痛コントロールでADLも徐々に拡大して，睡眠も十分にとれるようになりました。入院時と比較しDさんも，体調がよくなったと自覚できるようになり，その後「家に帰れるかな」という言葉も聞かれるようになりました。

> **リーダーの視点**
> 多職種協働の前には，看護の方向性を定めるための看護カンファレンスが重要である

自宅への退院を実現するためには，家族や友人などの協力が必要です。そのため，協力者にDさんの意思を理解してもらうことが大切だと考えました。しかし，妹や弟は遠方に居住しており，各々の家庭もあるため頻繁に会うことができず，キーパーソンである友人は近くに住んでいるものの自身の生活があります。このような環境ではDさんは気を使う性格であるため，自分の希望や思いなどを打ち明けるのを遠慮するのではないかとリーダーは考えました。そこで，患者と家族，友人，それぞれの思いを聞き，お互いの考えに相違がないかを確認し，Dさんの思いを伝えることにしました。妹と友人にはDさんの了解のもと，今までの経過や，Dさんは自宅退院を希望していることを説明しました。友人からは「Dさんは自分の店が好きだから帰りたいと思うよ。でも，母親の介護をするのは厳しいと思う」という意見でした。また，入院中の母親の介護は妹が行っていましたが，退院後の介護は難しく，家の手伝い程度が限界であるということでした。しかし，友人と妹は，Dさんが家に戻ってくるならできるだけ協力をしたいと話し，リーダーは双方の思いに相違がないことを確認しました。Dさんが退院できても母親の介護は難しいと考えられ，Dさんからは「仕事と介護の両立は難しいのでしょうね」という言葉がありましたが，疼痛や病状の管理，介護などの退院後のイメージが十分できていませんでした。

在宅移行への課題

リーダーは，Dさんの希望する自宅退院を実現したいと考え，退院調整のために医師と看護師で医療チームのカンファレンスを開催しました。Dさんや友人らの思い，社会的背景を提示し情報共有と不足情報の確認をする必要がありました。医師への確認点は「病状の進行度」「在宅退院は可能か」「在宅に退院した場合に考えられるリスク」の3点をあげました。その理由は，母親の介護をしながら療養するDさんが悪化した場合，友人や妹がすぐにかけつけられないことも考えられるからです。そのような状況下で在宅療養が可能なのかを再確認することが必要であり，また病状の進行が早いと状態が悪化し在宅に戻れないことも考えられるため，最良な退院時期を確認することが必要でした。も

> **リーダーの視点**
> 自宅退院を実現するためには，医療チームによるカンファレンスが大切である

ちろんDさんや友人らの意思は最優先であるため，医師にDさんの意思を伝えることが重要です。医師は「今後も病状の進行にともない疼痛の増強は考えられる。疼痛の状況を確認し，適切な薬剤管理が必要になるため往診医と訪問看護師を導入すれば，在宅療養は可能である。さらに退院の時期は，疼痛が落ち着き，身の回りのことが行えるようになってきた現時点が最良である」という意見でした。そして，カンファレンスで自宅退院という方向性の確認ができ明確化されました。次の段階では，病棟の看護スタッフでの役割分担が必要です。退院支援を進めていくにあたり，どこまで支援が進んでいるのかをスタッフが認識し把握できることが重要です。そのため支援状況や，今後必要な情報が把握できるように専用のチェックリストを作成しました。その結果，退院支援にズレが生じることなく，メンバーも進行状況が把握でき，退院支援に継続してかかわることにつながりました。

　現在の病状による生活変化は，入院前のDさんの生活状況とは異なるため，Dさんの戸惑いが大きくなることが予測されました。特に，骨転移によって増強する可能性のある疼痛のコントロールを継続すること，また，肝転移によるそのほかの症状も考えられます。そのため医師より，現在の病状説明とこれから考えられる症状の悪化，対処方法について入院中に伝えることで，退院後の生活を安定させるとともに不安の軽減にもつながると考えました。そして，Dさんや家族，友人と医師に必要性を伝える場を設けました。インフォームドコンセントの場面では，Dさんから「家には帰りたいけど，母親の介護のことが心配」と，以前と同じ言葉が聞かれました。また妹や友人も「Dさんが自宅に戻りたいなら自宅退院でいいが，母親の介護は不安」と言葉にしました。

MSW介入と退院前カンファレンス

　Dさんの退院後の課題を整理してみると，①疼痛に対しての内服管理・内服調整，②母親の介護の対応，③友人・妹のサポート体制，④急変時の対応・搬送先，などでした。これらの課題に対して，医師だけでなく，リーダーからもDさんに，疼痛管理や適切な内服管理の確認，病状把握のために往診医や訪問看護師の介入の必要性を説明しました。家族や友人のサポート体制は，サービスの決定後に調整していくことがよいと提案しました。また，在宅療養を希望しても，急変時には再入院が可能であることを説明することで不安軽減をはかりました。そして，退院支援室のMSWに介入を依頼し，母親の介護はDさんたちと一緒に考え「介護は難しい」との結論のもと，母親の施設も同時に探すことになりました。

　Dさんの自宅退院を控え，必要なサービスを調整するためにMSWの介入が開始されました。MSWが効果的に介入できるよう，病棟看護師から退院調整

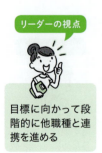

リーダーの視点

目標に向かって段階的に他職種と連携を進める

スタッフに，Dさんの自宅退院にかかわる情報を提供しました。退院に際し，往診医，訪問看護師，母親の施設の選定が必要でした。リーダーは，母親の施設の選定は母親のケアマネージャーに依頼しました。

　退院前カンファレンスは，退院後も患者にかかわる医療者が患者の病態・看護の状況について直接話し合うことで，退院後にすみやかに継続した医療・看護・介護につなげる意味があるとリーダーは考えていました。Dさんの場合はそのほかに，友人，妹と往診医や訪問看護師と面談をすることで，困っていることや心配なこと，在宅療養をするうえでの希望を把握して，よりスムーズな療養生活につなげることができます。加えて，友人や妹がどのような役割を果たし連携してDさんをサポートする必要があるのか，また，在宅介護の知識についても直接指導をする場にもなりました。病棟看護師から訪問看護師には，薬剤の管理やセルフケア能力，入院中の経過を説明し，訪問看護師からケアマネジャーには，自宅に準備する物品や必要なサービスの依頼をしていき退院準備を進めました。Dさんや友人，妹も退院前カンファレンスに参加したことで，より具体的な在宅療養のイメージをもち，安心感を得て無事に退院日を迎えることができました。

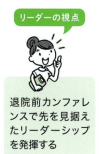

リーダーの視点

退院前カンファレンスで先を見据えたリーダーシップを発揮する

多職種連携のためのリーダーシップ

事例解説

　多職種によるチーム医療の推進にかかわるキーワードには「協働」「分担」「連携」などがあると考えます。チーム医療の前提には、それぞれに専門性があり、役割と機能を認識しながら協力することによって「協働」していきます。「協働」は協力して働くこと、協力は「力を合わせて事にあたること」であり、チーム医療においては役割や機能は違っても、同じ目標に向かって互いの役割を意識しながらそれぞれの専門性を発揮して事にあたるという意味になります。また、互いの役割を意識するからこそ、重複すること、どちらが実践してもよいことに対して、どの職種が実施することが患者にとっていちばん効果的であるのかを考えて「分担」することができますし、そのプロセスにおいて職種間で綿密な連絡をとり合うことで「連携」していきます。いずれにしても、「患者中心」とする考え方は多くの医療者が意識し、医療者が行いたい医療をするのではなく、患者が望む医療をいかに提供していくのか、患者自身がリーダーシップを発揮できるように支えることがチーム医療に重要な課題であると考えられます。

事例1について

　事例1は、重症であった患者が回復して退院に至るまでに多職種連携を実現していったA看護師のリーダーシップでした。

　患者の回復過程を支えていく医療現場における多職種連携では、多職種で病態や状態把握をするための情報共有が重要です。それは、同じ目標に向かって役割を発揮するために、患者がどのような状況にあるのかを理解して回復過程を支えていく必要があるからです。急性期から回復期、そして、退院に至るプロセスにおいて、看護師が発揮するリーダーシップ行動は何でしょうか。

　本事例の看護師が発揮しているリーダーシップは、多職種を同じ方向に導くための情報提供をするとともに、看護職が実施する日常生活動作（ADL）の自立に向かうための生活リハビリテーションです。看護職が実施する他職種に対する情報提供は、日常の患者の身体的状態や患者の考え、他職種が実施している療法に対する反応です。ここが24時間観察を継続する看護職の強みでもあり、チーム医療における

ここがポイント

多職種の医療チームで看護が発揮できるリーダーシップは、ADLの自立に向かう生活リハビリテーションである

リーダーシップを発揮するための活用材料です。日常における患者の詳細な状況の変化を示す情報量は看護職が最も多くもつことができます。人数が多いことの強みでもあります。看護リーダーは，同じ目標に向かって多職種がかかわる結果を患者の反応からとらえ，それぞれの職種が看護職から提供された情報からかかわりの方向性を自ら見定めてリーダーシップを発揮できるような，意図的な情報提供をしていきます。看護リーダーは他職種の専門性を脅かすことなく，多職種がそれぞれに専門領域に対してリーダーシップを発揮できるように，患者の代弁者となり，あたかも患者が自ら行動してリーダーシップをとっているかのようなチームのあり方を支えていくことができるのです。この，看護職の専門性を発揮することが看護リーダーの多職種連携におけるリーダーシップであり，それは，日常的に粛々と進められることによって，あらゆる危険性を回避するための予防的な介入で患者の回復過程を支えているのです。

ここがポイント

患者の回復過程を支えるために，連続性のある情報をもつ看護のリーダーシップを発揮する

事例2について

事例2では，患者の在宅療養の希望を実現するために多職種で情報共有をしながら，役割分担をして退院を実現することができました。

在宅療養で特に終末期や医療依存度が高い状態で自宅退院をするためには，社会資源の活用を進めるために退院支援を専門にする部門との連携や，退院後にフォローアップをしてくれる訪問看護・往診医との連携も重要です。近年の在宅療養や在宅看取りを進める社会情勢から，今後，在宅療養と看取りを推進するための多職種連携のために看護リーダーシップが必要になると考えられます。在宅移行のための退院支援を進めることが決まると，病棟の看護師は退院支援部門に連絡すると「あとはお任せ」とばかりに，退院について患者とかかわらなくなることがあります。退院のための準備を進めるのは退院支援部門，疾患管理と入院中の生活支援を行うのは病棟看護師の役割，と思っている看護師もいます。

本事例のリーダーが退院を進めるために実施したことは患者の希望する退院を実現するための多職種連携でした。退院準備として在宅療養の環境を整えるために多職種と情報共有しつつ意見交換していきました。しかし，それよりもまず，看護師として実施する看護を進めています。それは，患者が本当に希望していることを引き出すこと，そして，それを実現するための看護の範囲としての症状マネジメント，また，阻害要因の洗い出しをするための情報収集です。患者の希望を

ここがポイント

患者の希望を引き出すことと，実現可能にするための生活調整が看護のリーダーシップである

かなえるために必要な準備は何かを看護の視点からみて，介入の方向性を見極めていきます。そのうえで，医師とのカンファレンスの時間をもち，整理した患者の課題について医師の専門性を意識して意見を共有しています。医師の意見をもとに退院支援のための必要な準備を見極めてさらに整理し，看護チームでも役割を分担していきます。また，退院後に連携していく往診医や訪問看護師の必要性を看護リーダーが自ら患者に説明しています。そして，退院支援室のMSWとの情報共有を進めることによって効果的な介入が進められ，退院前カンファレンスを開催して患者の不安を最大限軽減して退院を実現しました。病棟で患者のいちばん身近にいる看護師がリーダーシップをとり，多職種が効果的にかかわるための連携を進めていくためには，いつのタイミングで誰がかかわる必要があり，そして，その全体像を把握しているのは誰かが明確になっている必要があります。組織外との連携を必要とする場合は特に必要です。窓口としての退院支援部門とは別に，患者の代弁者として他職種に患者の意向を伝えながら，一緒に問題解決をしていくことによって多職種連携における看護師のリーダーシップが発揮されました。

まとめ

　看護師が発揮するリーダーシップで多職種連携によるチーム医療の推進には患者中心の医療を実現する必要があります。多職種が互いの専門性を理解して，協働することが患者の利益につながることを認識できると，看護師として多職種チームにおけるリーダーシップが発揮できます。

> **多職種と連携するためのリーダーシップを発揮するポイント**
>
> ❶ 患者の日々の変化を把握できる強みを生かして他職種と情報共有する
> ❷ 患者を中心として他職種の専門性を生かすことのできる情報提供をする
> ❸ 職種の専門性をふまえて患者にとって効果的な役割分担を考える

社会科学からの視点

チームワークとコンピテンシー

　チームとは，特定の仕事を果たすために，さまざまな分野の専門家が集まった小集団である。実際にチームを指揮する者は，仕事の段階や要求によって変わるのであり，チームには上司も部下もいないと，ドラッカーは説明している[1]。

　医療チームを例に考えてみよう。手術の際に医師がリーダーになったとすれば，術後の看護では看護師がリーダーになる。そして，退院する際に帰る家がなかったら，ソーシャルワーカーがリーダーになるだろう。このように，医療チームでも常に医師がリーダーになるわけではなく，どの職種がリーダーになるかは時々の課題によって異なるのである。

　筆者は，チームを握り寿司の折詰にたとえている。マグロはマグロ，エビはエビ，イカはイカである。エビやイカがマグロのまねをしても速く泳げない。マグロの評価基準でエビやイカを評価しようとしたら，「私には脂身はありません」といってエビやイカが反発するであろう。そして，各ネタの下にある酢飯は，職場の理念である。共通の理念のもとに，マグロはマグロで，エビはエビで，イカはイカで，それぞれが強みを発揮し，そうすることで強いチームができあがるのである。

　それに対して，コンピテンシーという考えは，巻き寿司の折詰である。キュウリがあって，卵があって，かんぴょうがあってと，寿司の要素を決めてしまうのである。そして，あなたはキュウリが細いから太くしなさいとか，あなたはかんぴょうが足りないから増やしなさいというのである。つまり，チームのメンバーを画一化してしまうのであり，それでは弱いチームしかできないというのが，ドラッカーの考えである。

　同じ職種のチーム，例えば看護師チームで考えた場合，ある程度はコンピテンシーの考えも必要になる。実際に，看護師は患者とコミュニケーションをはかることができなければならないし，記録も書けなければならない。しかし，コンピテンシー一辺倒になると，メンバーは息が詰まってしまい，弱いチームしかできないのである。本来のチームは握り寿司の折詰だということがわかっていれば，多少のデコボコは気にならなくなり，むしろ，そのデコボコを利用して強いチームをつくっていこうと，考えることができる。

【文　献】
1) ドラッカー PF（上田惇生・編訳）：エッセンシャル版マネジメント；基本と原則. ダイヤモンド社, 東京, 2001, p207.

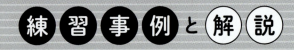

事 例

あなたは看護チームのリーダーですが，患者を中心とした多職種連携においても看護のリーダーとして専門性を生かしたリーダーシップを発揮する必要があります。胃がん術後の患者の退院後の治療方針について患者がどのように感じているのか，なんとなく気がかりになっていました。

【多職種チームメンバー】

患　者：70代・男性で，胃がん手術後です。退院後に外来化学療法が予定されていますが，実は本人はしたくないと思っています。ただ，そのことを誰にもはっきりと伝えていません。

医　師：患者の外来化学療法を当然するべきだと思っています。プロトコールで胃がんの手術後に実施する化学療法は決まっています。効果も確信しています。

薬 剤 師：化学療法について薬剤師の立場から患者に説明をしましたが，患者の納得しきれない表情が気がかりになっています。

理学療法士：術後の離床リハビリテーションで看護師と共に患者にかかわっており，患者がリハビリテーションの合間に「退院後は苦しい治療をもうしたくない」とつぶやいていたのを聞いていましたが，誰にも伝えませんでした。

あなたは，退院を明日に控えた患者が，退院後に実施される外来化学療法についてどのように感じているのか，なんとなく気がかりになっています。それは，医師からのインフォームドコンセントのときに同意書にサインをして，同意の意思を表明したことになっていましたが，家族が積極的に治療を希望している感じがしていたからです。リーダーは，患者が家族に心配をかけたくない気持ちが強く，もめごとが嫌いな性格から，本人が化学療法を受けたくないと思っていても，このまま退院すれば化学療法を受けることになると推測していました。

➡ あなたは患者の意思を確認して，もし化学療法を受けたくないと思っているのであれば，何とか希望をかなえてあげたいと考えています。リーダーとして何をどのように進めますか？

- 患者とかかわっている他職種とどのようにコミュニケーションをとりますか？
- 看護職としての専門性をどのように考えますか？
- 患者にはどのようにアプローチしますか？

【解説】
協調的問題解決のためのコミュニケーション[1]とリーダーシップ

　多職種で協働していく場合に重要なことは同じ目標と目標達成のための課題を共通理解することです。専門性の違いから理解していくプロセスは異なるものの，せめて患者が何を望んでいるかがわかっていなければ，患者を中心として患者がリーダーシップを発揮できる医療チームにはなれません。この共通理解ができていれば，さまざまな問題も一気に解決できることが多くあります。複雑に絡み合っていて簡単には解決できそうもないと感じていた問題が，実は認識がそもそもズレていたために複雑な問題になっていたという場合はよくあります。協調的問題解決は互いに相手の認識を肯定的にとらえて探索しながら共通理解を進める考え方です。特に看護師は，いまだ患者が自分の意思を伝えることに困難を感じている状況を知っています。そういった患者の気持ちに気づくための日常生活の変化や何となく発した言葉に気づく機会が多いのは看護師です。コミュニケーションにおける気がかりをきっかけに，問題解決していく可能性があることを認識しておくことで多職種チームの認識や情報を共通理解するためのリーダーシップが発揮できます。

〈 多職種で協調的コミュニケーションを実現するポイント 〉
①目標と目標達成のための課題を共通理解する
②患者のリーダーシップを引き出す
③互いの認識について肯定的にとらえ探索的に共通理解を進める

　多職種連携によるチーム医療は，超高齢社会における医療職不足を乗り越えるために必要です。職種間の信念対立を解決するにあたっては，患者中心の医療に手がかりがあります。その患者中心の医療を実現するキーパーソンに看護師の強みを生かすことができます。看護チームのリーダーがわかりやすく業務として遂行することで，リーダーシップを発揮しやすい状況をつくることができます。しかし，他職種とのチーム医療で目的のある情報提供やコミュニケーションができなければ，単なる情報提供者になってしまう可能性もあります。多職種によるチーム医療で看護師が発揮するリーダーシップを意識しておく必要があります。

【文　献】
1) 八代京子・監，鈴木有香・著：共通理解のための対話．交渉とミディエーション，三修社，東京，2004, pp88-89.

E 目標達成のための牽引
危機的状況を乗り越える

テーマ解説

　リーダーシップの機能としてのメンバーを牽引する行動は，リーダーがチームを引っ張り，メンバーの行動をコントロールしながら目標達成に向かって進めていくことを表します。メンバーのリーダーシップ行動を引き出すことが重要ですが，危機的状況を乗り越える場合や，医療現場においては特に，アクシデントが起こったときの緊急対応，災害時などにその機能が発揮されます。また，リーダーシップを引き出そうにもチームメンバーが未熟で何をどのように進めて行動していけばよいのかわからない状況のときなどは，教育的なかかわりで学習支援を進めると同時に，主体的に活動できるまでは，リーダーが指示をしながら目標達成のための牽引をしていく必要があります。

　リーダーが自ら「チームをまとめる」「スタッフを巻き込みながら積極的に問題解決をする」「全体を把握してスタッフへの指示や支援をする」ことによって目標達成のための牽引をします。メンバーがリーダーシップを発揮して行動していても，緊急事態を乗り越えるためにチームメンバーがそれぞれに自分のなすべきことを進めており，リーダーは役割として全体を把握する必要があるとき，リーダー自ら情報収集と問題解決を積極的に進めていく場合があります。早急に解決しなければならない状況のときなど，時間的制約が大きな要因として考えられるかもしれません。

　トップマネジャーが発揮するリーダーシップは，自ら，あるいはチームのメンバーと共に組織のビジョンを示し，進む方向性を見極めてメンバーに提示していくことによって，チームの使命や理念を実現するための活動を進めていきます。そのためには経営的手腕が必要であると考えられます。しかし，本書のテーマである看護現場のリーダーシップでは，リーダー自身が考えるのではなく，設定された明確な目標があります。それは，患者が自ら意思決定した目標を達成することであり，看護組織としての理念や病院組織としての使命を全うするための活動を進めることです。

　危機的状況を乗り越えるためのリーダーシップを発揮することは，臨床における看護リーダーとして重要な要素です。しかし，こういった危機的状況では時間的制約や生命にかかわるような，または健康回復にかかわるような可能性があるため，有能なリーダーシップを発揮できる看護師が優先的にリーダーとして活動できるように調整することが，リーダー役割の看護師に求められるのかもしれません。

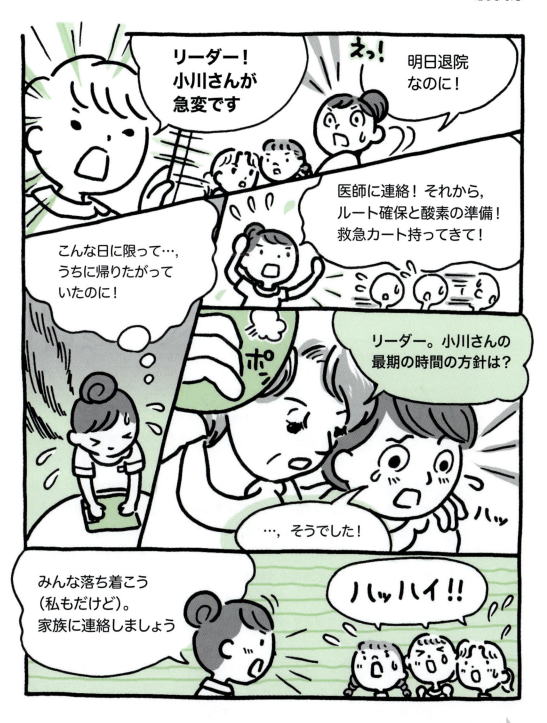

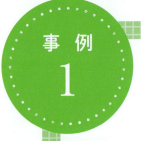

夜勤でアクシデントが発生したときの少人数チームで発揮したリーダーシップ

A看護師は消化器外科病棟に勤務する，主任でもあるリーダーナース（以下，リーダー）です。医療スタッフが少ない夜勤帯の状況で患者にアクシデントが起こったときにリーダーシップを発揮した事例です。

- **A看護師**：消化器外科病棟主任のリーダーナース
- **B看護師**：経験5年目
- **C看護師**：経験2年目
- **Dさん**：70代・男性
  膵臓がんと診断され膵頭十二指腸切除術を受けており，左鎖骨下より中心静脈（CV）カテーテルを挿入して完全静脈栄養法（TPN）管理下にある。

アクシデントが起こるまでの経過

深夜2時になり，C看護師が巡視から戻ってくると，「Dさんが"昼寝したからあまり眠れない"と言って起きていました」とリーダーに報告がありました。完全静脈栄養法（total parenteral nutrition；TPN）管理下にあるDさんの腹部には創傷部にドレーンが多数挿入され，術後からの数日間はストレスも強い状況にありました。リカバリー室では落ち着きがなく，「天井に何かいる」などの言動があり，一時的な術後せん妄状態にもありました。しかし，1～2日で術後せん妄は落ち着き，手術後3日目には個室ではありますが一般病室に転室できました。日中は離床を進めるために，看護師が付き添い，室内や廊下歩行を促していきました。しかし，Dさんは創部痛があり，倦怠感も強く，ベッドに戻ると臥床して過ごす時間が長いため，日中にもかかわらず眠ってしまうこともありました。

C看護師の報告を受けたリーダーは「Dさん，眠れなくて落ち着かない様子だった？」と尋ねると，C看護師は「大丈夫です。"眠れないときの注射も薬もいらないから"と笑っていましたよ。でも，また様子を見にいってみます」と答えました。C看護師は，Dさんが術後にせん妄状態になっていたことを認識

しており，Dさんが眠っていないことが気になっていましたが，声をかけると，しっかりした受け答えをしていたことで安心し，また訪室してみようという単純な判断をしていました。

　リーダーは，Dさんのせん妄状態の時期を思い出しながら，「また，あの状態にならないともかぎらない」と漠然とした危機感を抱いていました。なにかしらのサインが出ていなかっただろうかと考えながら，Dさんの医師記録・看護記録を読んでみましたが，特に気にかかる内容はなく，最近Dさんの離床は順調に進んでおり，活動も拡大してきているため不眠の原因となる情報は見当たりませんでした。そのため，実際にこの目で見てみなければわからないかもしれないと思い立ち，Dさんの様子を一度確認しておいたほうがよいと考えて時間を空けて訪室しました。すると，Dさんは臥床していましたが眠ってはおらず，リーダーがベッドサイドに来たことにすぐに気づきました。そして，すぐに「もう朝になるかな」と話しかけてきました。リーダーが「まだ朝まではだいぶ時間がありますよ」と言うと，Dさんはニッコリと笑顔を見せました。表情は落ち着いており，不穏な言動・行動はみられませんでした。少し雑談をして過ごすと，Dさんは「眠れるかもしれないから横になってみる」と言いました。そのため，時間も遅いので，医師から指示されていた不眠時の内服は勧めずに，巡視回数を増やし経過観察をしていこうと考えて退室しました。

アクシデントの発生とリーダーシップ

　しばらくすると，「すみません。ちょっと来てください！ DさんがCVカテーテルを抜いてしまったんです」とC看護師から緊張した声で報告がありました。リーダーは「やってしまったか！」と心のなかで叫びながら，急いで病室に向かいました。するとDさんは点滴台を握ってベッドサイドに立っており，無造作にCVカテーテルが床に落ちていました。リーダーがすぐに抜去部の出血状態を確認すると同時に，C看護師がカテーテルを拾い上げ，ビニール袋に入れて回収しました。リーダーはDさんに「大丈夫ですか？　血が止まっていないかもしれないから見せてくださいね」と声をかけました。幸い，刺入部からの出血はごくわずかで，ほとんど止まっている状態でした。Dさんは何が起こったのかよく理解できておらず，抜去されたCVカテーテルの入ったビニール袋を不思議そうに見ていました。

　リーダーはC看護師に，外科当直医師へ電話連絡をするように伝え，発生状況の報告をするように言いました。Dさんにはベッドに戻ってもらいました。リーダーが出血部位の処置をしながら「痛くなかったですか？」と声をかけると，Dさんは状況を理解できていない様子で「ありがとう」と返答するだけでした。

リーダーの視点

アクシデント発生時の状況把握で，チームの方向性を見定める

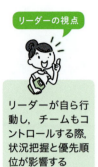

リーダーの視点

リーダーが自ら行動し，チームもコントロールする際，状況把握と優先順位が影響する

　DさんのCVカテーテル抜去部の処置を一通り終えて病室を出る際，C看護師はCVカテーテルを破棄しようとしていました。リーダーは急いで「捨てないで，そのまま保存して！ 確認したいことがあるから」とC看護師の行動を制止しました。リーダーはビニール袋を受け取り，CVカテーテルが途中から断裂していないことを確認し安堵しました。リーダーの様子を見ていたC看護師は戸惑うような表情をしながら，外科当直医師に電話連絡していました。C看護師にはリーダーのしていることの意味がわからないようでした。C看護師は電話の後，「医師からは"CVカテーテルが残存なく抜けていれば止血確認後，ガーゼ保護するように"とのことです。すぐに診察に来てくれるそうです」とリーダーに報告しました。再度2人でCVカテーテルの断裂がないことを確認しました。

　当直医師が到着し，診察をしてCVカテーテルの断裂がないことを確認しました。当直医師はDさんの主治医に連絡し，TPNは中止して明日まで様子を観察するように指示を受けました。その後，Dさんの病室への訪室回数を増やしましたが，Dさんは朝の検温時間まで睡眠していました。リーダーとC看護師がDさんの対応をしている間，リーダーが何も指示をしなくてもB看護師は病棟全体のナースコールの対応やケアを進めてくれていました。

　朝になり，主治医が病棟に来ました。リーダーはC看護師に，保存してあったCVカテーテルを医師と共に確認して，廃棄するように伝えました。夜勤を終えるとC看護師は「CVカテーテルを抜かれてしまい焦ったけれど，体内に残っていないか確認をしないでカテーテルを捨ててしまったら怖いですよね。そこまで気がつきませんでした。ありがとうございました」とリーダーに話し，自分の行動を振り返っていました。

リーダーの考え

　リーダーは，CVカテーテルがどのような状況で抜去されたのかが確認できなかったケースであったため，落ち着いて状況を観察し，患者の安全を最優先しなくてはならないという思いがありました。さらにC看護師が，抜去されたCVカテーテルを破棄しようとした行動に対して，「どうして"捨てないで"と言ったのかを考えてほしい」という思いもありました。しかしC看護師は，DさんがCVカテーテルを自己抜去したことに対してあわててしまい，その対応で頭がいっぱいであったために，カテーテルが体内に残存している危険性について失念してしまっていました。そのため，確認の必要性を認識できなかったのではないかと，あとから振り返って考えていました。C看護師はリーダーと話すことで，「なぜCVカテーテルを無造作に捨ててはいけなかったのか？」「自分の行動は正しかったのか？」と考え，自分の行動を確認しようとしていまし

た。自分なりにその場面を振り返ることの必要性を感じ，気づくことができていたのです。リーダーは，患者の安全性を最優先するという目的を達成するために，チームの看護師が同じ認識をもつことが重要であり，その目的を達成するための判断と行動がリーダーシップには必要であると考えていました。C看護師は積極的に学んでいこうとする思いを強くもっており，リーダーはその成長をうれしく思いました。

　リーダーは，夜勤帯の少人数チームでアクシデントが発生したときのチームの機能として，各自が自分の役割に応じて責任をもちながら具体的な行動を起こす必要があると考えていました。問題解決ができるように，特に夜勤帯という人数が少ない状況においては，方向性を示しつつ，チームをまとめて牽引していくリーダーシップが求められます。さらにリーダーは，夜勤でインシデントやアクシデントが発生した場合，確実に現状を把握し，患者・家族への安全で適切な看護を提供するためのリーダーシップが求められると考えました。

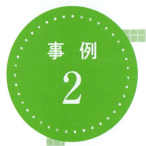

東日本大震災の非常事態で発揮したリーダーシップ

E看護師は集中治療部後方支援病床7床，救急部後方支援病床4床，感染隔離病床6床，感染症科病床2床の計19床の混合病棟の副師長でもあるリーダーナース（以下，リーダー）です。2011（平成23）年3月11日の東日本大震災のときに発揮したリーダーシップの事例です。

E看護師：副師長，リーダーナース

病棟開設翌年に副看護師長に任命されたE看護師

　E看護師は2011年3月11日の日勤帯に勤務をしていました。当時の看護体制は7：1で，3交替勤務でした。混合病棟であるため患者は多岐にわたり，術後の急性期から救急部にて治療後慢性期に移行した患者，感染症にて隔離が必要な患者などその病態はさまざまです。リーダーの役割は，日中の入退室が多いため，患者を受け持ち看護するのはもちろんのこと，煩雑な業務の調整からスタッフへの指示やサポートなど病棟全体を把握し，業務に支障がないよう調整することです。E看護師が勤務する病棟は5年前に開設された病棟で，当初の院内のスタッフは5名で，そのほかは院外から採用された者が多く看護経験もさまざまでした。開設翌年に副看護師長を任命されたE看護師は，看護師長・副看護師長と試行錯誤しながらスタッフ教育を行い，徐々に入室患者の重症度を上げ，リーダーも少しずつ増えていました。しかし看護経験の浅いスタッフが多く，努力の日々が続いていました。そんなときに東日本大震災が発生しました。

地震発生

　2011年3月11日14時46分，仙台市内震度6強のこれまで経験したことのない揺れを感じました。地震発生時，E看護師は会議室で副師長が集まる委員会に参加していました。初めはいつもより少し大きな地震かと安易に考えていましたが，徐々に揺れが激しくなり，テーブルが左右に大きく動きはじめ，周囲から悲鳴が聞こえはじめると，「病院がつぶれるのではないか。死ぬので

はないか」という恐怖に襲われました。長い長い揺れがおさまると，副看護部長の「各自自部署に戻るように」という指示が出たのと同時に，E看護師は病棟にかけつけました。

患者とスタッフの安全確認

地震発生時，師長は夜勤のため不在でした。E看護師は副看護師長として病棟の状況把握に努める必要がありました。病棟に戻ると大声で「みんな大丈夫？ 患者さん大丈夫？」とスタッフに声をかけました。すでにスタッフは全病室を巡回し患者の安全を確認していました。E看護師は次の行動がとれるようにスタッフからの報告を受け，病棟全体を把握していきました。患者および勤務中のスタッフにけがはありませんでした。地震後は大きな余震が繰り返し発生しました。その後，スタッフが病床を巡回するたびに患者に声をかけ，安全確認を実施し報告を受けていきました。スタッフも動揺はしていたものの，患者の前では不安な様子は見せないように努力しており，その時点で知り得た情報を伝え，患者の不安軽減に努めていました。

避難路確保・病棟設備の被災状況の確認

E看護師は病棟全体の状況を把握したのち，避難の必要性や危険な場所の把握をする必要がありました。また，被災状況によっては移送やケアの工夫などが必要になると考えました。そのため，患者の安全を確認後，スタッフで手分けして病棟の被災状況を確認しました。地震直後より病院は停電し非常電源に切り替わりました。水道も止まりトイレは排水ができない状況に陥りました。防火扉が作動し，エレベーターは使用禁止となっていました。大きな揺れではありましたが，3階であったため高い位置にあった物品が棚から落下する程度で，設備に大きな損害は認められませんでした。病棟には感染隔離病床があります。感染隔離病床は二重の自動扉があり，災害時に閉じ込められる可能性がありました。扉を手動で開け，病態が安定し退院を控えた患者はマスクをつけ，オープンスペースに移動してもらいました。E看護師はスタッフに，各病床の扉が閉まらないようガムテープで固定するように指示し，避難路の確保をしました。

情報収集・患者受け入れ準備

病院では地震発生後，ただちに災害対策本部が設置されましたが，災害対策本部から指示が届くまでには時間がかかることが予想されました。そのため，今後の対応や準備をするために少しでも情報を集めておこうとE看護師は考えました。地震に関する情報を得るためラジオを設置，また携帯電話を使用しワ

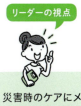

リーダーの視点

災害時のケアにメンバーのリーダーシップが発揮されるには，看護師の状況対応力と，柔軟な工夫する力が必要となる

ンセグ放送から情報を収集しました。病棟は救急部の後方支援を担っているため，災害時は救急患者の受け入れをしなければなりません。空床ベッドを確認し，受け入れの準備を整える必要があります。災害対策本部からの要請に対応できるよう，入室中の患者で一般病棟に転出可能な患者を選定し，スタッフが把握しやすいよう病棟のホワイトボードに状況を記載していきました。また電子カルテの機能が停止したため，電子カルテ機能停止時に備えていた手書き記録に変更するよう指示し，入室患者用の記録物も同時に準備しました。夜勤であったため不在だった看護師長の到着後，病棟の状況を報告し，指示を受けて災害対策本部へ空床ベッド・被災状況を報告しました。

ラジオや携帯電話から「津波発生，壊滅的被害，沿岸部に数千人の遺体」という想像を絶する情報が流れ，その場にいるスタッフ誰もが重傷者搬送を予想していました。

> **リーダーの視点**
> リーダーは現場を守るため，リーダーシップを発揮することに加え，管理部門との連携も必要となる

患者の受け入れ

震災発生から数時間が経過し，患者の受け入れが始まりました。予想では，震災の直接的被害に見舞われた外傷患者や津波被害の患者が入室してくると考えていましたが，多くは，停電のため使用困難となった在宅人工呼吸器および在宅酸素を使用している患者でした。災害対策本部より入室の依頼がありましたが，患者の情報は少なく重症度の判断が困難な状況でした。そのため，空床ベッドをすぐに使用できるよう準備しておき，患者搬入時にベッドの配置を最終決定し，担当看護師を振り分けていきました。病院全体では中央配管が使用できず吸引ができない状況に陥りましたが，幸いにも感染隔離病床は配管が別であったため吸引が可能でした。そのため，在宅人工呼吸器患者は感染隔離病床へ入室してもらうこととしました。また，震災時に腹部を強打し内臓損傷した患者の入室もあり，術後管理が必要であったため，ナースステーションのそばに配置しました。ライフラインの途絶やモニター類，ナースコールが使用できない状況を考慮する必要があり，ベッドの配置や巡回の強化で補うようにしました。

スタッフの多くが人工呼吸器装着中の患者のケアを行ったことがありませんでした。そのためE看護師は，患者の安全確保とスタッフの不安を軽減するために，患者の状態を把握し，必要物品の準備や緊急時の対応が可能な状況であるかなどを判断し，人工呼吸管理に最低限必要な知識，異常時の対応，記録方法を説明しました。在宅の人工呼吸器装着中の患者には家族の付き添いがあったため，スタッフには家族に任せるよう指示しました。E看護師はスタッフに，非常時の対応を意識して，できうることをするように指示していきました。

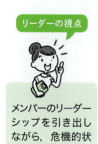

> **リーダーの視点**
> メンバーのリーダーシップを引き出しながら，危機的状況を乗り越えていく

勤務調整

　地震発生後，病院近くに住んでいるスタッフが到着しました。家屋が損壊し避難所で生活を強いられたスタッフや，公共交通機関の停止のため3時間かけて徒歩で通勤するスタッフ，ガソリン不足でいつ車が使用できなくなるか不安になりながら働くスタッフ，自宅で一人でいるのが不安で病院に寝泊まりしながら働くスタッフなどさまざまな状況でした。勤務外のスタッフの安否や自宅の被災状況がわかるにつれ，勤務ができないスタッフがいたため看護師長と勤務調整をしました。通勤に難渋するスタッフが多かったため3交替勤務から2交替勤務へ変更し，通勤の負担軽減をはかりました。

ライフライン途絶への対応

　地震発生直後は，一つひとつ発生する問題への対応を考え，スタッフ間で情報共有し臨機応変に対応していきました。電源は確保できていましたが，都市ガスの停止にともない，暖房，給湯システム，給食業務が停止しました。水道は断絶しており水の確保ができなかったため，自動販売機から飲みものを確保しました。トイレが使用できない期間はスタッフのアイデアを生かし，ポータブルトイレにビニール袋をかけ尿とりパットをしき簡易トイレを作成し使用することとしました。暖房停止には掛けものや洋服，湯たんぽを使用し，寒さをしのぎました。スタッフは白衣の中に自分の服を着て，コートなどの重ね着をして防寒対策をしました。給食業務が停止したため，備蓄してあった非常食の配給があり，紙の皿やコップに分ける際の量や見た目をできるかぎり考慮しました。毎日同じような食べものが続き，空腹の訴えや別のものが食べたいとの希望に応えることができず，はがゆい思いも経験しました。給湯システムの停止が続き，清潔ケアへの工夫が必要になりました。電気が復旧してからは清拭車に生理食塩液のボトルに水を入れ保温し，それをケア時に使用し対応しました。震災後は物流の機能が損なわれたため，物品の不足に備え，さまざまな工夫をして必要最低限の物品で対応するようにしました。毎日，災害対策本部で会議があり，看護師長よりその内容が伝達されました。日々状況は変わり情報が錯綜していましたが，スタッフのアイデアを生かし，これから何が起こるのかを予想しながら，できるかぎりの知恵をしぼり出し，創意工夫していきました。

不測の事態では，生活する力を発揮できる看護力が生きる

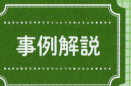

事例解説 危機を乗り越えるリーダーシップ

　危機的状況を乗り越えるためのリーダーシップは，リーダー自身が積極的に情報収集を進めて看護判断し，解決のためにチームメンバーに指示を出しながら，自らも活動を進めるイメージです。日常の看護チームで危機的状況を体験しているとき，役割としての看護リーダーではなく，自然にリーダーシップを発揮する看護師が声を出す瞬間や，また，リーダーシップを発揮するリーダーが声を出すときには，チームメンバーがリーダーを選んでリーダーシップを引き出す瞬間も体験したことがあるかもしれません。メンバーは，自身が選んだリーダーのリーダーシップを望みます。チームメンバーが一瞬にしてリーダーを選び，注目して指示を待つ瞬間を体験したことがある人もいるのではないでしょうか。

事例1について

ここがポイント

危機的状況では患者対応を含め，情報収集，問題解決，メンバーの学習支援など同時に進める

　事例1は，夜勤帯にCVカテーテルの自己抜去というアクシデントが起こったときに発揮したリーダーシップです。本事例では，リーダーが患者の状態を自ら把握しながら対応し，アクシデントにショックを受けているメンバーを支援すると同時に問題解決し，さらにメンバーの学習支援も進めています。

　夜勤帯でアクシデントが起こるのは，現場を支えるチームメンバーの人数の少なさが影響しやすい状況があります。少ない人数で担当する患者全体を把握しながらケアするには，チームメンバーの協力なしては実現できません。目標達成のために牽引をするリーダーシップは，こういった時間帯の勤務体制のほか，対応できるチームメンバーの人数，時間的余裕の有無，問題解決の困難さやチームメンバーの成長度合いなどによって，その必要性が判断されます。さらに，夜勤帯で必要とされるリーダーシップは，日勤帯のような組織をマネジメントする管理職の不在状況に加え，組織全体においても危機状態の対応に必要な管理職が少人数で配置されていることもふまえ，組織としての危機管理や報告・連絡・相談ルールを知っておく必要があります。

　本事例でリーダーシップを発揮したA看護師は，2年目のC看護師

の未熟さを認識しつつ，アクシデントに自ら積極的に対応しながらC看護師の行動を観察していました．特にアクシデントの対応経験が少ないチームメンバーの支援をする場合には，患者への影響だけでなく，チームメンバーの心理的なケアを含めて考えながら行動していきます．危機的状況にある場合，優先するべきことは患者の安全であり，問題解決を優先してメンバーに対する学習支援は後回しになります．しかし，本事例のリーダーは，同時進行で多くの情報にアンテナを張り，一緒に勤務していた5年目のB看護師の経験を信じて病棟全体のケアを任せたうえでC看護師の支援をしています．看護師の対応によって患者の健康状態に影響が及ぶとき，同時進行でさまざまなことを進める必要があり，患者の手当てとともに，カテーテルの残存の危険性を考えて確認し，学習支援，アクシデントのショックを受けるC看護師のケアを考え，組織としての対応である医師への報告・連絡・相談を指示します．さらに病棟全体の入院患者のケア翌日の対応も考える必要があります．

A看護師のようなリーダーシップがとれるのは，看護師としての実践能力の高さに由来します．時間的制約があり，早急に問題解決するためには，瞬時に状況をとらえて同時進行する必要のあることをチームメンバーに的確に指示をし実施してもらい，自ら問題解決にあたります．そこには，成り行きを見据えた患者のニーズ（解決すべき問題）を的確にとらえる能力，患者にとって有益な看護技術（ケア）を提供する力，看護チームを導きつつ他職種の役割を理解して多職種チームで協働する力，患者自身の意思決定のプロセスとともに決定した事柄を全面的に支える患者擁護の倫理観と実践できる力が育っている必要があります．臨床において患者のニーズに寄り添い応えていく看護実践者としての実践力と看護観，看護師としての使命感を自ら育てていく力が必要になると考えられます．

ここがポイント

看護において，牽引するリーダーシップを発揮するためには，実践能力が影響する

事例2について

事例2は，2011年3月11日の東日本大震災という未曾有の事態で管理的立場でもある副看護師長の発揮したリーダーシップです．本事例では，看護現場で起こりうる危機的状況のときに臨床の現場においてどのようなリーダーシップが必要なのかを示してくれています．近年の災害対策は，想定外のことが起こるという前提で災害時のマニュアルが整備され，訓練が繰り返されています．組織全体で整える体制も重要ではありますが，患者の入院生活を支援している看護の現場で

はどのようにリーダーシップをとるのか，何に対してどのように対応していくのかは，マニュアルとして具体的な手順を作成することは困難です。本事例には，体験的内容から看護職自身が災害対応を学んでいくための重要なヒントが提示されています。

　副看護師長であるE看護師は，自分自身も被災者でした。自分の家族の安否を確認しにいきたい衝動が何度も襲ってきたことでしょう。しかし，E看護師は現場を守り続けています。患者だけでなく，スタッフの不安な気持ちを支えながら次々に起こる問題を，チームで協力しながら解決していきます。このような状況のときに看護の現場でリーダーシップを発揮できる看護師は，使命感と人生観，職業倫理に支えられていることが想像できます。看護職は利他的意識が強い集団です。看護職に必要な利他的意識は，美化された自己犠牲ではなく，「今，ここで，私が看護師として優先するべきことは何か」という職業倫理に支えられています。そして，看護職としての信念に突き動かされて目の前の問題を次々と解決していきます。さらに，E看護師の発揮したリーダーシップでわかる危機的状況に必要なリーダーの判断は，体験していないことであっても，成り行きを予測してあらゆることを想定して予防的対応を次々に進めていくことです。安全な環境を確保するため，マニュアルには記載されていないような対策を現場で判断しながら実施する必要があります。

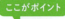

災害時における看護のリーダーシップは，使命感と人生観，職業倫理に支えられている

まとめ

　強い牽引力によるリーダーシップに支えられるメンバーシップ，メンバーシップに支えられた使命感をもつリーダー，そして，リーダーの進もうとする方向を理解したメンバーの主体的な活動としてのリーダーシップによってチームは危機を乗り越えていきます。

危機的状況を乗り越えるための
リーダーシップを発揮するポイント

❶ 組織としての危機管理や報告・連絡・相談ルールを知る
❷ 看護実践能力に支えられる成り行きを予測した判断力を活用して問題解決を進める
❸ 看護職としての倫理観と信念を貫く強さをもつ

> 社会科学からの視点

危機対処時のリーダーシップ

　患者の容態が急変したり，災害が起きたりと，医療の現場では危機に直面することも多い．大半の職場では危機対応マニュアルを用意しているが，想定外のことが起こるから危機なのである．したがって，マニュアルをつくるだけで安心することはできず，必要に応じてマニュアルを超えられるように，危機対処時のリーダーシップについても理解し，その能力を身につけておくことが求められる．

　通常時には，自立したスタッフを育ててサポートできるように，育成・支援型のリーダーシップが必要である．また，会議のときには，メンバーの冷静で合理的な態度を引き出すために，理性的なリーダーシップが必要である．危機対処時には，これらとは全く異なり，次のようなリーダーシップの過程が必要となる．

- **誰かが率先してリーダーになる**

　互いに顔を見合わせていては，危機を乗り越えることはできない．逆に複数のリーダーが現れると，「船頭多くして船山に登る」という事態に陥ってしまう．つまり，指揮系統が乱れてしまい，あらぬ方向に行ってしまうのである．誰か一人がリーダーとなり，ほかの人はフォロワーとならなければならない．

- **リーダーはテキパキと指示する**

　リーダーは強い責任感をもって，厳格な態度でテキパキと指示を出さなければならない．養育的な態度で，「失敗しても構わないから，やってごらん」というわけにはいかず，また理性的な態度で，「ここは冷静に話し合いましょう」と言っている場合でもない．

- **フォロワーは指示に従う**

　リーダーの指示に対して，フォロワーとなったほかのメンバーは，従順に従わなければならない．リーダーの指示に何か問題があれば，危機対処後の会議のときに話し合えばよいのである．

- **複雑な作戦を立てない**

　いくら名案でも，複雑な作戦を立てると，メンバー間での共有と実行が難しくなる．メンバー全員で作戦を確実に共有し，すみやかに実行に移さなければならない．そのためには，できるだけシンプルな作戦を立てることが望まれる．

　そうすると危機対処時には，ピラミッド組織のほうが有効となる．各メンバーが自立して各自の判断で行動するよりも，指揮系統を一元化して，組織的に行動することが求められる．ピラミッド組織はいらなくなったわけではない．問題なのは，危機対処時でもないのに，いつまでもピラミッド組織を維持しようとして，スタッフの成長を阻むことなのである．

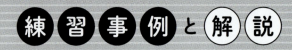

練習事例と解説

事例

あなたはリーダーとして，5名のメンバーと日勤業務を進めていたところ，入院中の患者が呼吸停止の状態であると受け持ち看護師からナースコールで緊急連絡がありました。

呼吸停止発見時間12時45分，食事の時間帯でした。呼吸停止している患者は4人部屋の廊下側のベッドに入院していました。患者は壮年期の男性で，入院治療終了が近づき，もうすぐ退院を控えていました。妻と小学生の長女と3人暮らしです。妻は仕事をしているため，毎日18時に娘と一緒に面会に来ます。主治医は勤務していますが病棟におらず，1名の研修医が記録室で指示入力をしています。メンバー5名のうち3名が休憩に入っているので，2名のメンバーとリーダーの3名で病棟全体をケアしています。本日は看護師長が不在で，日勤管理代行をリーダーが担っています。

➡ あなたはリーダーとして患者を救命するためのチーム活動を開始する必要があります。リーダーとして何をどのように進めていきますか？

【解説】

メンバーの力を引き出すリーダーシップ

看護現場でリーダー役割を担っていても，リーダーシップを発揮できない看護師もいます。業務としての作業手順でリーダー役割を担うことはできます。例えば，業務分担をすることや後輩に対する手順の説明，他職種との連絡調整担当など難易度が比較的低く，メンバー業務をしつつ，リーダーと一緒に考えてその一部を担える業務です。そういった業務に関してはリーダー役割を担う前から，意図的に学習するメンバーもいるかもしれません。業務としてのリーダー役割を誰でも担えるのはそういった背景があるからです。しかし，看護リーダーが発揮するリーダーシップは業務ではありません。看護現場で発揮されるリーダーシップは「看護組織の理念や目標に沿いつつ，担当する患者に対して，リーダーとメンバーのもつ特性や能力を最大限に引き出して活用しながら，チームで看護を実践すること」です。第1章でも述べていますが，方法ではなく目的が重要なのです。

リーダーが目的を意識せず，リーダーシップを発揮しない現場では，いかに早く仕事を終わらせるか，看護師がいかに楽をしてストレス少なく働くか，看護師が離職しないような人間関係を構築するために嫌われないための言動や行動に注目するなどが重要視されます。もちろん，患者に質の高い看護を実践するための

方法として，看護師の心身の健康を保つことで最大限の実践能力を発揮する必要はありますが，そのこと自体が目的にすり替わってしまうことは本末転倒です。看護過程が展開されないだけでなく，患者の目標設定がなく，医師の治療に振り回されながら診療報酬を得るために本質を見失った退院調整が実施され，患者が我慢をして治療する環境がつくられていきます。看護師の働く目的は，生活のための給料を得ることや，職場にいる友達のような同僚との関係を継続するためになっていきます。

　この目標達成に向かう牽引のリーダーシップは，看護現場においてリーダーシップを発揮するうえでいちばん難易度が高いと感じられていることが多いように思います。リーダーシップはメンバーを引っ張ることだけではないとわかっていても，「自分にはリーダーとしてみんなを引っ張っていく能力がない」と，リーダーを引き受けたくない理由になっていることがよくあるようです。看護現場のリーダーが発揮できるリーダーシップは，看護実践能力と一緒に段階的に成長していくものです。特に危機的状況を乗り越えるときに発揮されるリーダーシップでは「看護判断」と「メンバーの牽引」で，目標を達成するための看護実践力と看護師として進むべき方向性が揺るがない倫理観や看護観が育っている必要があります。

〈 リーダーとして成長するためのポイント 〉

①リーダー業務とリーダーシップの違いを理解する
②チームのめざす目標やチーム活動の目的を意識する
③チームを牽引するリーダーシップを発揮するために看護実践力と倫理観・看護観を磨く

　まずは，リーダー業務を手順どおりに進めることでリーダーとしての役割を果たし，メンバーがリーダーシップを発揮できるような「コーディネート」「学習支援」「多職種連携」でメンバーを支援することで，危機的状況には看護実践能力が高い看護師がリーダーシップを発揮できるチームになることから始めましょう。

MEMO

第Ⅲ章

リーダーシップに必要なスキル

　本章では，看護リーダーを推進するうえで看護師がつまずきやすい「交渉のスキル」の研修と，リーダーのステップアップスキルとしての「マネジメントのスキル」を主任対象の研修内容で紹介します。

　看護リーダーが交渉する相手は，医師の場合もあれば，患者，管理職，メンバーも対象になるかもしれません。意見や活動範囲を調整する役割をもつリーダーにとって交渉のスキルは必須です。交渉に対する苦手意識がリーダーシップの発揮を妨げている場合もあるのではないでしょうか。本章で紹介する研修内容で学びを深めてほしいと思います。

　マネジメントを学ぶ研修を紹介する理由は，看護師のリーダー役割が，マネジメントを学ぶ入り口でもあると考えるからです。主任が発揮するリーダーシップとマネジメントの内容から，リーダーシップの初学者は自身の未来像をイメージしてみましょう。

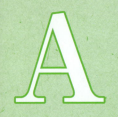 リーダーに必要な交渉術の研修

はじめに

　看護チームのリーダーになって最も苦労することの一つに「交渉」があります。チームのメンバーのときはあまり意識することのなかった交渉が、チームのリーダーになった途端、役割上、周囲との調整や連携・協働が必要になってくるからです。できれば交渉しないでうまく事を収めたいところですが、チームで成果を出す看護の仕事において、決して避けては通れないものです。リーダーが日常、交渉する相手としては、看護のチームメンバーや上司である看護師長、医師、薬剤師、栄養士、理学療法士などがあげられますが、場合によっては、患者やその家族との交渉が必要なこともあるでしょう。

　このように、リーダーにとって決して避けることのできない交渉スキルについて、本稿では、スキルとしての交渉術を身につけるための研修をどのように行うか、何を学べば実践で活用することができるかを考えてみます。

リーダーに必要な交渉術を身につけるための研修

　ここでは、リーダーを対象とした1日の研修を想定して解説します（**表1**）。

　交渉術を磨くために、交渉のスキルを学習することは必須です。しかし、それだけでは不十分です。なぜならば交渉は一つのコミュニケーションスキルであり、必ずそこには相手が存在するからです。また、交渉する際にしばしば発生する「コンフリクト（対立）」についても正しく理解しておかなければ、交渉はストレスフルなものになってしまうで

表1　リーダーに必要な交渉術研修プログラム

内　容	時　間	研修方法
コミュニケーションタイプを知る ・コミュニケーションタイプチェックリスト	90分	・講義 ・コミュニケーションタイプチェックリストを用いた演習
Win-Winの交渉術を学ぶ ・姉妹のオレンジ争奪 ・DESC法（p117参照）	120分	・講義 ・グループワーク ・発表＆意見交換
コンフリクト対応を学ぶ	180分	・講義 ・グループワーク 　（事前にコンフリクト事例を作成） ・発表＆意見交換
まとめ	30分	

しょう。

　これらをふまえ，交渉術の研修は，①交渉に必要なコミュニケーションスキル，②交渉スキル，③交渉にともなうコンフリクト，の3つで構成することとします。

【研修のねらい】
①交渉に必要なコミュニケーションスキルを理解する
②リーダーに求められる交渉術を学ぶ
③交渉にともなうコンフリクトを理解する

【対　象】
看護チームのリーダー複数名（30名くらいまで）

1．自分と相手のコミュニケーションタイプを知る

(1) ねらい

　交渉の際，相手がどのような人であっても，常に型にはまったコミュニケーションだけを用いることはないでしょう。コミュニケーションとは，2人以上の間でメッセージが送られ，受け取られるというプロセスです。また，コミュニケーションは，自分が何を話したか（伝えたか）ではなく，相手がどのように聞いたか（受けとめたか）に焦点があてられるため，相手の職位・職種・特性・おかれている状況など，さまざまな情報をアセスメントし，相手に合わせたコミュニケーションを用いる必要があります。

　ここで鍵となるのが，自分と相手のコミュニケーションのタイプを知るということです。あらゆる交渉において必要なのは「こう言われたら，こう言葉を返す」というテクニカルなものではありません。交渉に必要な情報を相手から引き出し，互いにとって満足できる解決策を見出す術を身につけることが重要です。

(2) 進め方

【アイスブレイク】

　4～5人のグループをつくり，それぞれ過去に行った仕事上の交渉事例を想起します。そして「うまくいった交渉の要因は何か」，また「うまくいかなかった交渉の要因は何か」についてグループで話し合います。

　この目的は研修への意識づけです。多くの場合，コミュニケーションに関連する要因が数多く出されることが予想されるからです。

a：診断方法

あなたの日頃のかかわり方やものの考え方を振り返り，下の項目について該当する数字を○で囲んでください。

1＝よくあてはまる　　2＝あてはまる
3＝あまりあてはまらない　4＝あてはまらない

1	自己主張することが下手だと思う	1	2	3	4
2	常に未来に対して情熱をもっているほうだ	1	2	3	4
3	他人のためにしたことを感謝されないと悔しく思うことがある	1	2	3	4
4	いやなことはいやと，はっきり言える	1	2	3	4
5	人にはなかなか気を許さない	1	2	3	4
6	人から楽しい人とよく言われる	1	2	3	4
7	短い時間にできるだけ多くのことをしようとする	1	2	3	4
8	失敗しても立ち直りが早い	1	2	3	4
9	人からものを頼まれるとなかなかノーと言えない	1	2	3	4
10	たくさんの情報を検討してから決断をくだす	1	2	3	4
11	人の話を聞くことよりも自分が話していることのほうが多い	1	2	3	4
12	どちらかというと人見知りするほうだ	1	2	3	4
13	自分と他人をよく比較する	1	2	3	4
14	変化に強く適応力がある	1	2	3	4
15	何事も自分の感情を表現することが苦手だ	1	2	3	4
16	相手の好き嫌いにかかわらず，人の世話をしてしまうほうだ	1	2	3	4
17	自分が思ったことはストレートに言う	1	2	3	4
18	仕事のできばえについて人から認められたい	1	2	3	4
19	競争心が強い	1	2	3	4
20	何事でも完全にしないと気がすまない	1	2	3	4

図1　タイプ分け for Coaching 簡易版
(鈴木義幸：図解 コーチング流タイプ分けを知ってアプローチするとうまくいく．ディスカヴァー・トゥエンティワン，東京，2006, pp 8-9. より引用)

交渉におけるコミュニケーションの重要性を受講者に認識してもらうのがここでのねらいとなります。

【コミュニケーション】

次に，「タイプ分け for Coaching 簡易版」[1]を用いて自分自身のコミュニケーションのタイプを診断します[2]。

診断の方法は，タイプ分け for Coaching 20項目（**図1a**）[1]それぞれに回答した後，採点します（**図1b**）[1]。

コミュニケーションのタイプは，「コントローラー型」「プロモーター型」「アナライザー

b：採点方法

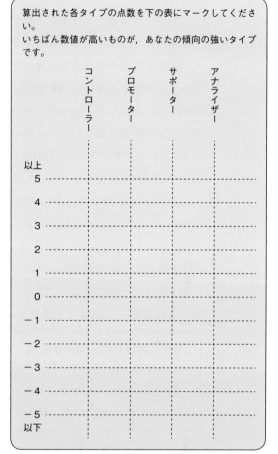

c：診断方法

表の数字は設問番号を表します。表に各設問に対するあなたの回答の数字を書き込みその合計点を記入したのち，計算式にしたがって各タイプの点数を出してください。

□ 点

コントローラーの点数＝11－下記合計点

4	7	17	19	20	合計点

□ 点

プロモーターの点数＝12－下記合計点

2	6	8	11	14	合計点

□ 点

サポーターの点数＝12－下記合計点

3	9	13	16	18	合計点

□ 点

アナライザーの点数＝13－下記合計点

1	5	10	12	15	合計点

※「タイプ分け for Coaching 簡易版」の著作権は株式会社コーチ・エィに帰属します。研修などで利用する場合には，株式会社コーチ・エィより利用人数分の購入が必要です。
コーチ・エィのホームページ：タイプ分け(http://www.coacha.com/type/)

型」「サポーター型」の4つに大別され，チェックシートを使い，自分や交渉相手がそれぞれどのタイプかを大まかに判別することができます(**図1c**)[1]。

- コントローラー型（支配型） → 人や物事を支配していくタイプ
- プロモーター型（促進型） → 人や物事を促進していくタイプ
- アナライザー型（分析型） → 分析や戦略を立てていくタイプ
- サポーター型（支援型） → 全体を支持していくタイプ

これらを使い分けたコミュニケーションの方法を用いることで，交渉のストレスは必ず軽減するでしょう。

2. Win-Winの交渉術を学ぶ

(1) ねらい

　リーダーが体験する交渉は，看護管理者や経営者が行う集団や組織間の交渉とは異なり，業務調整上，必要な個人間の交渉が多いと考えます。

　交渉がストレスであると認識しているリーダーは多いのですが，その理由として，自分一人で実現できないことを達成しなければならないというストレスに加え，多くの未知の事柄に遭遇するという不安をともなうからではないかと考えます。交渉について，要求や要望を勝ち取るというイメージをもっていたとしたら，それは大きな間違いです。本来，めざすべき交渉とは，ゼロサム（一方の利益が片方の不利益になること）ではなく，Win-Win（自分も相手もどちらも満足すること）です。

　したがって研修では，Win-Winの解決を求め，正直で率直なアプローチ法を用い，アサーティブなスキルを発展させることをねらいに設定します。

(2) 進め方

　最初に4～5人のグループをつくります。そして下記の事例を示し，「姉も妹もWin-Winとなる方法」について自由にアイデアを出し合います（ケース討議）。

【事例：姉妹のオレンジ争奪[2)]】

　姉と妹がいました。テーブルの上にオレンジが1個だけあります。姉も妹もオレンジを1個欲しいと思っています。でもオレンジは1個しかありません。姉と妹はどうやってオレンジを分ければよいでしょうか。

　15～20分間グループワークを行い，いろいろなアイデアを出し合います。そして，グループごとに発表してもらいます。想定される答えとして，「半分ずつに分ける」「ジュースにして半分ずつ分ける」があげられます。

　これらの答えは，一見公平ですが，"1個欲しいと思っている"姉と妹の要求を満たすことはできないので，Win-Winにはなりません。

　もし「お金を出し合って，もう1個オレンジを買う」「今回は妹がもらい，次のオレンジは姉がもらう」「オレンジの種を植えて数年後に分ける」といったアイデアが出されたら，それは両者にとってのWin-Winになります。

　このように，Win-Winの交渉術を学ぶうえで，ステレオタイプなものの見方は大きな障害となります。このケースでもいえることですが，金・時間・空間など，ありとあらゆる資源を活用することで，固定観念の枠にとらわれない自由な発想による交渉が可能になるのです。

　研修での学びをとおして，交渉において「相手も自分も満足する方法は何か」という視点を維持しながら，問題解決にあたることの重要性を認識することができるようになります。

3. とっさの際の交渉スキル（DESC法）

(1) ねらい

次に，相手を不快にさせない，とっさの際の交渉スキルを学びます。リーダーにとって，忙しい現場でとっさの交渉場面が数多く存在します。例えば，医師のオーダーに関すること，ベッドコントロールに関すること，スタッフメンバーとの業務調整など，これらはすべて，あまり時間をかけずに問題解決しなければならない現象です。

ここで役に立つスキルに「DESC法」があります。DESC法とは，4つの段階のアルファベットの頭文字を組み合わせたもので，自分の要求や要望を相手に伝えるためのものです。自分の主張だけを相手にぶつけても，かえって相手は不快感や闘争感情を抱いてしまい，交渉の目的は達成されないでしょう。しかし，DESC法を用いることで，状況は整理され，相手に不愉快さを与えず，交渉をスムースに行うことができます。

　D＝describe（客観的に状況や事実を述べる）
　E＝express（自分の意見や感じていることを表現する）
　S＝specify（状況を変えるための特定の具体的・現実的な解決策や妥協案を提案する）
　C＝choose（選択する）

(2) 進め方

4〜5人のグループをつくります。次に，特定の場面を提示し，DESC法を用いた交渉について，15〜20分間ディスカッションをしながら，メンバーで合意の得られた台詞を1つ作成します。

【場　面】

病棟会で審議中の問題に対して1時間経っても結論がでません。あなたは今日の話し合いは終了したいと思っています。DESC法を用いて交渉してください。

【回答例】

　D：話し合いを始めてそろそろ1時間経ちます。
　E：私は集中力がなくなってきました。みなさんも疲れているように思います。
　S：このまま続けてもよいアイデアは浮かびそうにありません。それぞれにこの問題をもち帰って，次回の病棟会でもう一度話し合うというのはどうでしょう。
　C：そのほうがよい解決策が出されると思うのです。

上記のほかにもさまざまな回答が出されるでしょうが，決して口に出してはならないNGワードがあります。それは主に「D」のステップに存在します。「ダラダラと1時間経ってしまった」「1時間も経っている」です。

DESC法における「D」はあくまで客観的な描写にとどめなければなりません。「ダラダラと…」や「1時間も」は，客観的な事実ではなく，感情を含む「E」になります。とい

うのも，あなたは「1時間も経った」と感じているかもしれませんが，なかには「まだ1時間しか経たない」と思う人がいるかもしれないからです。

このように，「D」と「E」を混同させないことが，相手に不快感を抱かせずに交渉を行ううえでのポイントとなります。とっさに行う交渉だからこそ，不用意な言葉を用いることは避けなければなりません。

研修では，今回提示した場面以外のものをいくつか取り上げ，「DESC法」を繰り返し訓練すると効果的です。そうすることで日常の交渉場面において，学習したスキルを自然なかたちで発揮できるようになります。

4. コンフリクトを理解する

(1) ねらい

コンフリクトとは，相互作用する個人と個人，または個人と集団との間で，個人が自分の目標や価値，利益がほかの個人ないし集団と相容れないと知覚するプロセス[3]で，平易に表現すると「対立」です。わが国では長い間，仕事上のコンフリクトは望ましくないもので，避けなければならないと認識されていました。しかし現代では，コンフリクトは個人や組織が成熟していくうえで必要であり，対処の方法しだいでは組織にとって建設的にも破壊的にもなるという認識に変わってきています。

リーダーが行う交渉において，相手との間にしばしばコンフリクトが生じます。なぜなら，お互いの利益や意見が一致することはまれで，必ずといってよいほど食い違いが起こるからです。したがって，単に交渉スキルを理解するだけでなく，交渉につきもののコンフリクトについて正しく理解することが必要になってきます。そうしなければ，リーダーにとって，交渉はただのやっかいなもめごと処理になってしまいます。

リーダーにとって，コンフリクトの渦中にいると問題の本質が見えなくなってしまうことがあります。

経口摂取能力が低下している患者に対する医師と看護師の方針の違いを例にあげて考えてみましょう。

> 【例】
> 医師の主張：栄養状態を改善させるために高カロリー輸液をしたい
> 看護師の主張：口から食べることができるように摂食嚥下のリハビリテーションを開始したい

医師は，高カロリー輸液をすることが目標ではなく，短期間に栄養状態を改善したいと思っています。一方看護師は，摂食嚥下のリハビリテーションを開始することで口からの摂取を促し，栄養状態を改善したいと思っています。このように，両者の目標は同じであるにもかかわらず，手段や方法の選択について対立してしまうのです。

こういう状況に陥ってしまったら，①何よりまず互いの目標は何か，②目標が一致

しているとすれば何と何が相容れないのか，③それはなぜか，について検討します。そのうえで，「医師のニーズが満たされ，かつ看護師のニーズが満たされるようにするにはどうすればよいか」という視点から問題をとらえ直すのです。

交渉場面におけるコンフリクトに対応するには，これらのプロセスの思考を鍛えることが有効です。

(2) 進め方

4～5人のグループをつくります。参加者は，過去に体験した仕事上の対立場面をA4用紙1枚程度にあらかじめ記述しておきます。次に，体験した場面をほかのメンバーに口頭で説明した後，以下の論点に沿ってデイスカッションします[4]。

> 【論　点】
> ①相手と主張や意見が食い違う点は何か？　→　対立点の発見
> ②なぜそのような食い違い（対立）が生じているのか？　→　対立の根拠・背景の確認
> ③それぞれの目標は何か？　→　目標の確認
> ④双方のニーズを満たすためにはどのような提案があるか？　→　問題の再焦点化

コンフリクト状況にあった場面を再構成し，立場の異なる人からの意見を聞くことで，コンフリクト状況の思考過程を明確にすることができます。特に，双方のニーズを満たすための提案は，多ければ多いほど選択肢の幅が広がります。

おわりに

リーダーは交渉において，正直で率直なアプローチ法を用い，アサーティブなスキルを発展させる必要があります。そして，交渉につきもののコンフリクトについては，対人関係上の単なるもめごととしてではなく，問題解決や変革の機会ととらえ，より効果的に対処していくための方法を学ぶことが重要です。

価値や意見の対立はあって当たり前です。多義性や多様性を尊重できない組織は発展しないからです。大切なのは，相互の目標を共有できるかどうかということです。共有することで，コンフリクトを乗り越え，品格ある交渉ができるのです[5]。

【文　献】
1) 鈴木義幸：図解 コーチング流タイプ分けを知ってアプローチするとうまくいく．ディスカヴァー・トゥエンティワン，東京，2006, pp 8-9.
2) 鈴木有香：人と組織を強くする交渉力；コンフリクト・マネジメントの実践トレーニング．第2版，自由国民社，東京，2011, pp 33-34.
3) 松浦正子：看護管理者が行う研究の事例．中西睦子編，看護サービス管理，第3版，医学書院，東京，2007, pp 259-262.
4) 前掲2, pp 48-69.
5) 松浦正子：コンフリクト乗り越えて交渉力アップ；わなにはまらないための交渉術．ナースマネージャー 11(6): 68-73, 2009.

B 問題解決のできる リーダー育成プログラム

はじめに

　医療を取り巻く状況は，社会の変化や医療技術の進歩，さらに医療提供体制の多様化などにより大きく変化しています。そのなかで看護師は，より質の高い医療サービスの提供者として，ますます幅広い分野で役割を担い，資質の向上のために学び続ける姿勢が求められています。

　医療法人協和会（以下，当法人）では2012（平成24）年度より，法人研修として卒後3年め（約80名）を対象にリーダーシップ研修を開始しました。リーダーシップについて理解し，チームリーダーとして現場で実践できるようにリーダーの役割やリーダーシップの基本を講義し，その後のグループワークでは，自部署のカンファレンスについて振り返り，看護の現場におけるリーダーシップを考える機会としました（リーダーシップ研修Ⅰ）。法人内の各施設では，研修前の事前学習を実施したり，研修後の伝達講習やリフレクションを企画し，法人内と施設内研修を連動させ，研修での学びを実践につなげていくよう工夫しています。さらに2014（平成26）年度より，卒後4年め以上のリーダーシップ研修Ⅱも追加され，現場で実践するリーダーの育成に注力しています。

　さらに熟練した看護師の次のステップとして，組織の理念（**資料1**）や目標に向かってチームで看護実践をしていくために，リーダーシップはマネジメントの機能の中心にある不可欠な要素として，今後ますます重要となります。

　当法人における看護管理者研修においても課長・主任がリーダーシップを極め，現場の課題の解決や今後の方向づけに生かしていけるよう年間計画として企画しています。筆者は以前，法人研修センターの担当をしていたため，本稿では，これまでの当法人看護部での取り組みを紹介します。

法人紹介

　当法人は1980（昭和55）年に創立し，兵庫県と大阪府に急性期から慢性期まで，それぞれ機能や規模の違う6つの病院（協立病院・協立温泉病院・協和会病院・協和マリナホスピタル・第二協立病院・千里中央病院）と4つの介護老人保健施設（ウエルハウス川西・ウエルハウス協和・ウエルハウス西宮・ウエルハウス清和台），6つの在宅事業部（中央・川西北・吹田・西宮・千里の各ケアセンターおよびセントライフケア）をもちます。病床数は，病院1,784床・介護老人保健施設566床で計2,350床，職員数は約2,900名です。

資料1　組織の理念

> 【法人の理念】
> ・地域社会と密着して連携を深め，良質な医療・介護サービスを通して社会に貢献します。
> ・常に新しいアイデアとチャレンジ精神を持って，日々地道な努力をする人材を育成し，豊かな人間性と夢ある職場を作ります。
> 【法人看護部の理念】
> 　「豊かな心・心の看護」
> 　　専門職業人として社会の変革に対応できる豊かな人間性を養い，社会の人々から信頼される看護職員を育てます。
> 〈基本方針〉
> ①より質の高い看護を追及し，未来に活躍できる人材を育てます。
> ②人と人との結びつきと情報の共有化を大切にします。
> ③独自の研修制度を立ち上げ，真の Professional Nurse を育てていきます。

　2004（平成16）年に看護担当理事の就任後，法人全体の人材育成が開始され，それまでは各施設でそれぞれの機能に合わせた卒後教育が展開されていましたが，合同看護研究発表会をはじめとし，時代の流れや現場のニーズに沿ってタイムリーに法人全体での研修が企画・運営されるようになりました。2008（平成20）年には法人研修センターが設立され，法人内研修と施設内研修の2本立ての人材育成が開始となりました。

法人研修センターについて

　対象となる看護職は約1,300名で，2011（平成23）年度より卒後3年めまでは全員を対象（約350名）に，それ以上は受講希望者を対象に集合研修を開始しました。単に知識・技術の習得ではなく，現場の問題やニーズをふまえ，学びを実践につなぐ"法人ならではの研修"をめざし，法人看護部として委員会活動（看護管理者委員会，看護研究委員会，教育委員会，認定看護師委員会など）を機能させています。

　研修は，午後の3時間を基本とし，講義だけでなく学習したことを実践に生かすことができるように演習やグループワークを組んでいます。研修生には，勤務時間内での研修のため企画書の研修目的・目標をもとに自身の研修課題を明確にし，研修後は各施設でのリフレクションを促しています。また，当日の設営や受付なども分担し，受身ではなく主体的な行動がとれるように指導しています。研修や関連する委員会の状況などは，月1回の看護部長・療養部長の合同会議で，法人研修に関する報告や検討がなされています。

管理職研修について

　2006（平成18）年度に「経営への参画」をテーマに課長研修・主任研修をスタートさせ，その後は，法人内の看護管理者（課長・主任とも約50名ずつ在籍）が一堂に会し，年1回管理実践報告会を開催してきました。2012年度より看護管理者委員会（9名の認定看護管理者が中心）が，法人として今後の事業展開を支え，次世代を担う自律した看護管理者の育成を目的に，担当を「コア研修」「課長研修」「主任研修」に分け，受講を希望する課長・主任を対象に年間計画としてマネジメント研修を企画しました。年間計画表は**資料2**に示すとおりで，ここでは，熟練したリーダーにいちばん近い存在として主任研修の内容と研修生の実践報告の一例を紹介します。

主任研修の紹介

1. テーマ

　主任力をアップし，現場で実践しよう。

2. 対　象

　当法人に在籍する主任50名のうち，自ら受講を希望し，看護部長推薦のあった22名（主任経験年数は3年未満13名，3〜5年未満8名，5〜10年未満1名）。

3. 研修期間

　2012年7月〜2013（平成25）年2月。

4. 研修内容

　【目　的】
　a. 看護管理に必要な知識・技術・態度を習得し，管理実践につなげる。
　b. 法人の次世代を担う人材を育成する。
　【目　標】
　a. 主任として自部署の現状を分析し管理過程に基づいた展開ができる。
　b. 自己の行動特性に気づき，主任としての管理実践に生かすことができる。
　c. 看護管理過程に基づいた実践が報告できる。
　【研修方法】
　a. 事前課題：SWOTを用いた自部署の現象分析および自己研鑽
　b. 集合研修
　・第1回：講義（主任の役割，自部署の現状分析）
　　　　　　グループワーク（事前課題の情報交換，事例検討）
　・第2回：講義（看護管理過程，コンピテンシー評価）
　　　　　　グループワーク（事例を用いて実践計画書の立案）

資料2 2012年度マネジメント研修年間計画表

研修目的：1. 看護管理者に求められる基本的責務を遂行するために必要な，知識・技術・態度（知識・対人関係能力・概念化能力）を習得する
2. 組織創造と変革に挑戦し，看護管理過程が展開できる能力を養う

主任コース

目 的	1. 看護を提供するための組織化ならびにその運営の一端を担うために必要な知識・技術・態度を習得し，管理実践につなげる 2. 法人の次世代を担う人材を育成する
目 標	1. 主任として自部署の現状を分析し，管理過程に基づいた展開ができる 2. 自己の行動特性に気づき，主任としての管理実践に生かすことができる 3. 看護管理過程に基づいた実践が報告できる
対 象	研修受講を希望し，かつ所属施設の部長推薦のある主任　22名

4月	5月	6月	7月	8月	9月	10月	11月	12月	1月	2月	3月
		新任主任研修（対象者10名）	第1回講義 GW	第2回講義 GW		中間報告会		実践報告書提出	実践報告書再提出	実践報告会 新任主任参加	
			自部署の現状分析	実践計画立案 コンピテンシー評価	実践 ←			→ 指導		全体発表	

課長コース

目 的	医療法人協和会の組織を成長・発展させるために，人的資源を効果的に活用し，目標達成をめざし看護管理過程が展開できる
目 標	1. 人事・労務管理の基本的な考え方を理解し，人的資源を有効に活用するために必要な知識を養う 2. 人的資源開発に必要な動機づけ論について学び，その活用についての理解を深める 3. 人材育成について看護管理過程を展開し，成果を出す 到達目標：ワークライフバランスを考慮した，魅力ある職場づくりを提案できる
対 象	研修受講を希望した課長代理・課長　20名

4月	5月	6月	7月	8月	9月	10月	11月	12月	1月	2月	3月
		事前課題提出	第1回講義 GW	活動計画書提出		第2回講義（公開講座）	活動報告（書面にて提出）		活動報告会（中間報告）	全体発表	
		WLBにおける自部署の課題	WLB・魅力ある職場づくり	病院単位 GW・実践 →		労務管理（レポート提出）	病院単位 GW・実践 →				

コアコース

目 的	医療法人協和会事業拡大にともなう看護管理者人材育成と，厳しい医療環境のなか，組織の創造と変革に挑戦できる能力を養うことを目的とする
目 標	1. 基本的看護管理能力を高め，実践に活用できる知識・技術・態度を習得する 2. 組織における管理ビジョンを明確にし，その達成をめざして看護管理過程が展開できる能力を高める 3. 戦略的マネジメントを考え，ストーリーとしてのマップ作成を実践する
対 象	ファーストレベル研修を修了した課長代理・課長で，研修受講希望者（チャレンジャー）かつ所属長推薦者　11名

4月	5月	6月	7月	8月	9月	10月	11月	12月	1月	2月	3月
第1回講義 GW	第2回講義	第3回講義	第4回講義	個人ワーク	実践計画書 GW	個人指導	実践計画書報告会			全体発表	
戦略としてのストーリー	法人の事業戦略	見えざる資産	戦略ストーリー骨法10カ条								

GW：グループワーク，WLB：ワークライフバランス

c. 個別相談・個別指導
　　d. 報告会の開催：中間報告会・実践報告会，看護管理者委員会全体報告会（主任研修の代表3名が実践報告）
　　e. コンピテンシーの自己評価：取り組み前（第2回講義終了時），取り組み後（実践報告会時）の点数を比較した

　法人の人事管理制度のコンピテンシー評価より，以下の18項目を使用し，データ分析にウイルコクソンの符号付順位検定を用いました。①知識，②技術・技能，③専門的知識・技術，④情報志向，⑤情報活用力，⑥状況判断力，⑦状況対応力，⑧指導力，⑨コミュニケーション力，⑩企画計画力，⑪問題解決力，⑫目標達成力，⑬危機管理力，⑭革新力，⑮演出力，⑯組織力，⑰折衝力，⑱時間効率性。

5．結　果

【研修生の実践報告】

　実践のテーマは，看護の質向上に関するものが10題，人材育成に関するものが12題でした。当初，自部署の特徴を示すデータ不足で現状分析が進まず，感覚的な思いが先行したため，課題の絞り込みが不十分で，何にどう取り組むかを明確化できないケースが目立ちました。研修中は，各施設の委員にて実践計画書の個別指導を行い，中間報告会時には質問やコメントをすることで，研修生自らが学びや気づきを得る機会をつくり，実践報告書の作成については根拠に基づく一貫性について徹底した指導を行いました。最終の実践報告書では，ほぼ全員が取り組みをとおして何らかの成果を導き出せていました（**資料3**）。

【研修生へのアンケート】

　「分析しても一つひとつをさらに分析する作業が足りなかった」「ポイントをしぼることでぐらつきがなくなった」「情報の整理が必要である」との意見があり，主任の役割に関しては，「自分だけが行うのではなく，まわりをどう動かすかということも考えたい」「主任としての役割や視点のずれなどが再認識できた」「課長との連携がうまくとれていなかった」との認識がみられました。そのほかにも「思いや考えを言語化・明文化することが大切だと感じた」「もっと積極的になろうと思う。今回の課題以外にもいろいろ問題がみえてきた」などがありました。

(3) コンピテンシーの自己評価

　取り組み前は，自己の行動特性を意識した行動が「とれなかった」が7割を占めましたが，取り組み後は9項目（知識，情報志向，指導力，企画計画力，目標達成力，革新力，演出力，組織力，時間効率性）の評価点が有意に高く，全項目の平均点も有意に高かったです（p＝0.002）（**図1**）。

資料3　研修生の実践報告

> **テーマ：自分の意見や考えを人に伝えることができるカンファレンスをめざして**
> **─リーダーのファシリテーターとしての機能の強化─**
>
> 　一般障害者病棟で，稼働率92％，看護師の平均年齢は26歳で卒後4年目までの看護師が5割を超える。看護計画の立案・見直しのために，曜日別に病室単位で，毎日カンファレンスを計画するが，実際には，隣同士で簡単に済ませたり，一人の評価にとどめたりで，本来のカンファレンスが機能していなかった。卒後1～4年目の看護師は，カンファレンスに対し「自信がないから答えられない」「緊張する」「わからないことが多くて答えられない」「一歩引いてしまう」などの反応があった。
> 　そこで，リーダーとして，現場で実際に患者と接しているメンバーが，それぞれがもっている情報を発信できるようになれば，よりよい看護展開につながると考え，メンバーからの情報を引き出せるファシリテーターの育成に取り組むことにした。
>
> 【実践目標】
> 　メンバーの発言が増える。発言するようになったと答える人が7割を超える。
>
> 【計画】①カンファレンスについてスタッフへの聞き取り調査（8月末）
> 　　　　②リーダーと，現状の問題点と解決策を検討（11～12月）
> 　　　　③リーダー対象に，ファシリテーターの役割について勉強会を実施（11～12月）
> 　　　　④カンファレンス時のリーダーへの指導（9～12月）
> 　　　　⑤カンファレンスについて再度スタッフへの聞き取り調査を実施（12月）
> 　　　　⑥リーダーの勉強会で再度，状況を確認（12月・2回実施）。
>
> 【結果・考察】
> 　聞き取り調査により，卒後1年目は「わからない」，卒後2年目は「自信がない」，卒後3年目は「怒られるから怖い」，卒後4年目以降でリーダーの経験を積みはじめると「みんなに声をかけたいと思っている」というそれぞれの気持ちや意見がつかめた。発言は少ないが，しっかり自分の意見をもったスタッフもおり，各自の能力に応じた指導の必要性を感じた。今までスタッフの意見をまとめていくことだけにとらわれていたが，意見を聞くだけでなく主任としての考えを伝え，理解しやすいよう明文化することが指導につながると考え，リーダーへの声かけや勉強会，カンファレンスの振り返りを始めた。スタッフからは「発言しやすくなった」「前より発言するようになった」，リーダーからは「意識して皆に声をかけて問いかけるようになった」「皆で話し合うことが情報交換には必要だと思う」などの声が聞かれた。卒後4年目までのスタッフ全員が「発言するようになった」「無言がなくなった」と答えた。一人ひとりが問題に対して真剣に考え意見を出し合うことでよりよい看護の提供へとつながり，経験の浅い看護師の手本ともなると考える。各自の発言は，職場の環境によって左右されやすい。「怒られるから怖い」という声もあるため，ファシリテーターの役割である「中立的立場で情報を引き出す」ということを念頭におきスタッフとかかわっていく必要がある。スタッフの成長を成果へと導き本人たちにフィードバックしていくことが看護の質・組織力の向上につながると考え，これを高めていくことが主任としての役割であると考える。
>
> 【今後の課題】
> 　ファシリテーションに関する知識を深め，スタッフにも伝達しながら，さらにカンファレンスの充実をはかっていきたい。

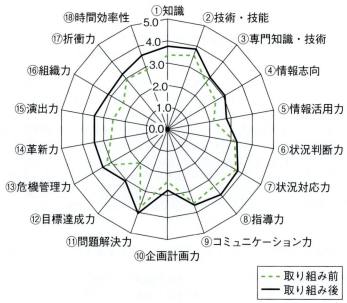

図1 コンピテンシー自己評価の点数比較

6. 考　察

　研修生は8カ月間の研修のなかで，講義だけでなくグループワークをとおして，法人内で身近に同じ立場の主任と交流し刺激し合うことで，気づきや学びが得られていたと考えられます。また，実践での取り組みに加え，コンピテンシーの自己評価を行うことで，自らの行動特性を知り，次世代の管理者として求められる能力についても意識づけられたため，取り組み後の得点が上がったと推察されます。さらに，中間報告会で実践計画の見直し・修正の機会を得たことや，委員自身が委員会の代表として所属長と連携して研修生への個別指導にかかわることができたため，計画修正につなげ，成果を導き出す報告に至ったと考えられます。

まとめ

　法人看護部の年間研修プログラムとして，集合研修だけの学びにとどめず，それを実践計画書・実践報告書にまとめて報告会を設定し，その過程においては相談機能を設け，研修生の気づきや学びを生かし現場での成果につなげた。さらに，実践の前後にコンピテンシー評価を導入し，役割意識をもつことで行動が変化し，現場での実践能力を高めることにもつながったといえます。

　引き続き，2013年度も13名の主任が受講希望し，報告会ではそれぞれが現場でのリーダーシップを駆使した成果を発表し，共に学び合うことができました。

　このように法人看護部は，常に「豊かな心・心の看護」の理念を基盤に，法人内で連携して次世代を担う自律した人材育成を積み重ねています。

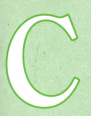

C これからの看護師に求められるリーダーシップ

はじめに

少子高齢社会のなかで，医療環境が大きく変化する時代に生きる，若き看護職に身につけてほしい，これからのリーダーシップについて述べます。

リーダーシップとは？

リーダーシップには，非常にさまざまな議論があります。

一般的には一人の人間がほかの人間から服従，信頼，尊敬，忠誠，協力を得られるような方法で人間の思考，計画，行動を指揮でき，かつ，そのような特権をもてるようになる技術および才能をさすと考えられています。煎じ詰めれば，「他者に対する影響力」といえるのではないか？と筆者は考えています。

リーダーシップは一般的に，意思決定を行う「指揮」，労力や資源を配分・管理する「統制」，心的作用による「統御」の3機能から構成されますが，それらの根本にあるのが，根拠をもった行動，その場に合った判断，根底にある人間としての品位や配慮，心配りなどであり，それがその人を表すリーダーシップになります。

マルチクラティック（状況適応）なリーダーになる

リーダーシップスタイルは，以下の6スタイルがあるといわれます。最終的に人に認められるすぐれたリーダーとは，一つのスタイルだけでなく，状況に応じたリーダーシップが使える人だと考えます。

①独裁的（先制的）リーダーシップ
②協議的リーダーシップ
③参加的リーダーシップ
④民主的リーダーシップ
⑤放任的リーダーシップ
⑥マルチクラティックリーダーシップ≒状況適応リーダーシップ

なぜならば，看護の場面は，状況によって異なるからです。対象に個別性があることは周知の事実ですが，看護を提供する側の実践力や体験などの状況や季節，気温，明るさ，社会の出来事，経済といった外部環境と，個人の背景という内部環境が，看護する側と受ける患者側に，その日の気分とそれぞれの生活背景や身体状況が同時進行的にかかわって変化するからです。看護にとって2つと同じ場面はないといわれるのはそのた

めです。それでも，われわれは，起こった出来事を明文化し，状況を設定し，事例として再現しながら，「どうあったらよかったか？」を振り返りながら学んでいきます。筆者は，3,000事例に及ぶ事例検討をとおして，どんなときにも対応できるマルチクラティックなリーダーシップを身につける努力をしてきました。

リーダーに望まれる「看護実践能力」

　リーダーはチームのトップに位置し，目標達成のためにメンバーにはたらきかけます。そして，目的がどのような形で達成されるかのビジョンを描きます。目標達成のプロセスにおいて関係する部門の状況をアセスメントし，それらの調整ができます。率いるチームの現状の把握と課題を達成した将来の状態を見通す力を身につけましょう。

　看護チームにおいて看護実践能力がないリーダーは信頼されず，気まぐれで個人的な思い込みや権力に頼る口だけの人は嫌われます。しかし，それは優等生を求めているわけではなく，知らないこと・できないことについては，他者に回答を求めたり，共に調べたり，協力を得たりする柔軟な判断行動こそが大切なのです。リーダーだから何でもできなければならないとか，知っているべき，わからないのは恥ずかしいなどと考えるのではなく，患者に真摯に向き合うなかで，チームメンバーの力を借りる，それによってメンバーが生かされると信じて進みたいものです。対立や葛藤に直面しても，強制や妥協というより，「意見の一致」をめざして問題解決をはかります。そして，組織と人間の対立，矛盾の必然性を受容しながら理性的に対処するため，地位や権限に惑わされることなく，「自由な意思疎通＝コミュニケーション」を大切にしましょう。「私には無理」と心のなかで叫んだ人に一つ付け加えるとすれば，こうなりたいと思うことがあなたを育てます。トライアンドエラーを繰り返しながら，リーダーシップは育っていくのです。目標を設定しない人に目標達成はないのですから。たおやかに看護実践能力を磨いてほしいと思います。

　先頃，日本看護協会が出した「看護師に求められる看護実践能力」は，①ニードをとらえる力，②ケアする力，③協働する力，④意思決定を支える力，の4項目です。リーダーは，この4つの能力を，自分を含めチームの力量としてアセスメントすることが求められます。

チームナーシングのなかでのリーダーの役割は「自己を知る」こと

1. 暗黙知も重要

　チームナーシングの主要目的は，患者中心のケアを考えることですが，患者の入院から退院，また，退院後の生活について見通しをもつ必要があります。そのためには，知識・技術のレベルアップが必要であり，看護の暗黙知も重要です。暗黙知とは，経験や勘に基づく知識のことで，言語化して説明可能な知識（形式知）に対し，言語化できない，または，たとえ言語化しても肝要なことを伝えようがない知識のことをいい，看護には，

この暗黙知が多くあります。「何か変！」「今晩危なそう」といった体験や言葉を聞いたことがあるでしょう。そして，確かに何かが起きた体験もあるでしょう。こういう体験を科学に近づける日々の行為が，看護学の構築にもつながるのですが，ここで必要になるのが自己の客観視です。人と接するときの態度や言葉遣いから始まり，日常の自分の立ち居振る舞いや言動，健康を保持増進する生活，知的教養をはぐくむ姿勢や時間の使い方，余暇を楽しむ心や趣味をもつ行動，そして，健康を守る人が喫煙する行為や飲酒習慣など，自分に甘く見逃してきた行動にも目を向けなければ客観化はできません。

2. 常に笑顔で，患者への影響を考える

最近は，人間の免疫力を高めるために「笑い」が見直されています。ユーモアのセンスが大切だと思うことは，管理者生活のなかで多く体験してきました。無理をして笑顔をつくることすら，健康保持増進に役立つと科学的に立証されています。患者に笑顔で向かうことは，それだけで自らも健康にしてもらう証，何というラッキーな職業を選んだものかと，筆者はずっと思ってきました。そして，リーダーは，チームメンバーへの笑顔も忘れてはなりません。患者には笑顔でも，メンバーには苦虫を潰したような態度の看護師は，己の影響力を考えない自分を知らない人なのでしょう。24時間の看護のなかで，自分がかかわることができるのが8時間，あとはメンバーが看護してくれると考えれば，相手への承認や尊重が発生するのは自然の成り行きです。ましてや，ゆとり世代の若者は，褒められて伸びる人が多いことでしょう。リーダーであるあなたもそうかもしれないし，自分たちはそうしてもらわなかったとしても，同じ状態で職場がよくなるはずはなく，どこかで対応を変更しなければなりません。

そして，日々の看護が患者の満足のいくようにできているか，という視点に立って，患者個々に必要なケアを看護チームとして継続して意識的に提供できているかを客観視してほしいと思います。病棟や自身のことを知る必要があるのは，看護の役割とリーダーシップは同居していて，看護師の自立はリーダーシップの認識にかかわるものであるからです。対象は，特に健康に関する部分について，「支援」と「情報提供」を求めています。なぜなら，対象自身が医療や看護の知識をもち合わせないからです。看護判断は看護師から患者へのリーダーシップであり，患者が患者自身を動かす力を生み出すために役立つものです。したがって，看護師が自分は専門職であると信じる以上，リーダーでなければならないし，他者（患者）への影響力を意識してほしいと思います。

地域医療連携の新たなリーダーシップ「企業を活用し連携する」

1. 超高齢社会へ向けて

わが国が未曾有の勢いで超高齢社会に向けひた走っていることは，新聞やテレビのニュースを聞いたりするだけでなく，生活のなかでも感じとっていることと思います。4人に1人が高齢者になり，2050年には，1人の成人が1人の老人を社会保障上背負わ

○ 団塊の世代が75歳以上となる2025年を目途に，重度な要介護状態となっても住み慣れた地域で自分らしい暮らしを人生の最後まで続けることができるよう，住まい・医療・介護・予防・生活支援が一体的に提供される地域包括ケアシステムの構築を実現していきます。
○ 今後，認知症高齢者の増加が見込まれることから，認知症高齢者の地域での生活を支えるためにも，地域包括ケアシステムの構築が重要です。
○ 人口が横ばいで75歳以上人口が急増する大都市部，75歳以上人口の増加は緩やかだが人口は減少する町村部等，高齢化の進展状況には大きな地域差が生じています。
地域包括ケアシステムは，保険者である市町村や都道府県が，地域の自主性や主体性に基づき，地域の特性に応じて作り上げていくことが必要です。

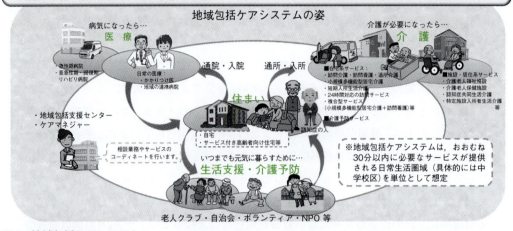

図1　地域包括ケアシステム
（厚生労働省：地域包括ケアシステム．http://www.mhlw.go.jp/seisakunitsuite/bunya/hukushi_kaigo/kaigo_koureisha/chiiki-houkatsu/dl/link1-4.pdf）

なければなりません。言葉で言うのは簡単ですが，実際，中堅看護師が疲弊してしまうほど，臨床は高齢者の対応と急性期の対象の混在と，看護実践力不足や価値観の異なる新人看護職員の受け入れや指導を迫られ，病院からは安全やインフォームドコンセントを重視し，何十もの安全行動が求められます。この10年間の臨床の変化は，著しいものがあると感じています。

このようななかで政府は，2014（平成26）年に地域包括ケアシステムを打ち出しました（図1）[1]。地域包括ケアシステムは，要介護状態になったとしても住み慣れた地域で生ききるために，医療・介護・予防・住居・生活支援が包括的に確保される体制です。これは，対象が生ききるための支援を整えるという看護の視点からみれば，きわめて待ち望んだシステムといっても過言ではありません。地域包括ケアシステムを実現するためには，地域の医療機関の機能分化と在宅医療の推進，多職種連携が必要です。それが1億総活躍社会や女性の活躍する社会などという政策にもつながっています。

2．新たなサービスや商品の情報をケアにつなげる

これをリーダーの立場で実現し支援していくには，従来のリーダーシップの知識より一段高い見地からものをみる，意識を変えることが必要です。例えば，対象の生活を支えるために一般企業と連携することが求められます。具体的には，カラオケを事業とし

ている第一興商が歌に振りをつけたものを400曲もつくり，行政と連携し午前中のカラオケボックスに町内単位で高齢者を集め，歌いながら身体を動かしてもらったところ，要介護度3への移行者が減少するなど，退院後引きこもりがちになる高齢者を，家から出して要介護状態にしない手立てが社会的に講じられています。ほかにも，歩きながら代謝アップをはかるための靴や，履いて歩いて体脂肪を燃やす新しい下着，エンターテインメントデジタル歩数計といった商品が開発されたり，労働安全の立場で，健康セルフケアブックなどをつくって企業に働く職員の健康支援をしたり，地域包括ケアシステムは，企業の参入で大きく変わりつつあります。地域で起こっているこのうねりを情報としてとらえ，健康を回復した対象をしっかりサポートする地域ケアにつなげることがリーダーの新たな役割になるでしょう。

3．ビッグデータの活用

施設外の情報だけでなく，施設内に必ずあるナースコールにビッグデータが隠れていて，看護職の業務分析・改善に大いに役立てられています。以下は，ナースコールを製造している，ケアコム株式会社の池川氏のお話です。

2016年診療報酬改定で【患者にとって安心・安全で納得のできる効果的で効率的な質の高い医療の実現の視点】の改定概要のなかに，「情報通信技術（ICT）を活用した医療連携や医療に関するデータ収集や利活用の推進」があります。ICTを活用した情報収集能力は，これからのリーダーには必須のスキルです。私が知る範囲ですが，看護界は企業とは一線を画してきました。清廉潔白な看護のイメージを守ることには有効でしたが，社会常識の欠如や「井の中の蛙」となることも招いています。このあたりで，若いリーダーたちに殻を破ってほしいと願っています。患者のためになる連携や活用を考えたとしたら，臨床がさらに働きがい・やりがいのある職場に変わるかも知れません。地域包括ケアシステム実現には，従来にない視点，社会性を加えなければならないのです。

おわりに

若い看護師たちが臨床でがんばっていてくれることは，うれしいことです。しかし，疲弊している実態を耳にするにつけ，先輩として何かせずにはいられない気分になります。看護をしながら自己成長していることを客観視しながら，互いを尊重しながらリーダーシップを磨いてほしいと願っています。そして，楽しみながら，たおやかに笑顔で日々の看護にあたるために，患者から学び，地域に視点を広げ，企業を含め広い情報収集に努め，これから先の社会づくりに，なくてはならない看護職になっていくことを期待しています。

【文　献】
1) 厚生労働省：地域包括ケアシステム．http://www.mhlw.go.jp/seisakunitsuite/bunya/hukushi_kaigo/kaigo_koureisha/chiiki-houkatsu/dl/link1-4.pdf（最終アクセス2016年9月15日）

MEMO

付　録

情報化による看護マネジメント

マネジメントをどのように考えていますか？

　リーダーシップはマネジメントを実現するための重要な要素です。保有リソースの活用効率最大化を求め，最大限の効果導出に結びつける目的を達成するために，リーダーシップが必要であることは誰しもが納得することと思います。そのため，最大限の効果導出が実現可能な人材の育成，運用効率を高めるための新たな仕組みの開発，システム導入などの環境整備，モチベーションアップの取り組みなど，実践することが多くなります。看護についても同様です。

　ここでは，それらをどのように行うかに対しての答えになるであろう「情報化」について考えます。

情報化の意味

　一般企業では常にコストパフォーマンスが求められます。投下したコストに対するアウトプットの差が損益となるわけですから当然です。では，どのようにそれらを管理しているのでしょうか？

　例えば，製造業における生産工程ではまず，必要な材料を仕入れて対価を支払わなくてはなりません。続いて，組み立て作業にロボットなどの生産設備が活躍します。さらに，生産設備の稼働管理，メンテナンスなどを実施する人材も必要になります。できあがった製品を検査しなくてはなりません。ここでも設備・人が必要になってきます。そして出荷となります。こうした一連の流れが製造コストとよばれるものになるのですが，それぞれの工程で人・モノ・時間などのコスト管理，情報化が必要になります。「できあがってみたら，当初の予想原価よりも高かった」ではならないのです。

　では，看護の現場ではどうでしょうか？

　材料の仕入は，外来・入院患者の受け入れと，医療・看護を実践するうえで必要な医療機器・機材・薬剤などの仕入れにあたるようです。さらに生産工程は，治療・ケアの実践に該当するようです。検査は，中間サマリー，リアセスメント，カンファレンスなどでしょうか。そして出荷は退院です。はたして，それぞれの工程で，人，モノ，時間などがコスト管理されているでしょうか？

　材料は買ったら支払いをしなければなりません。どうやら購入コストは情報になりそうです。しかし，その購入作業にあたった人に関するコストはどうでしょう？　次に治療・ケアはどうでしょう？　使われた材料はコスト管理されているでしょうか？　あるいは，

ここでも人に関するコストの管理はどうでしょうか？ 無駄を排除して効率化を進めるために，単純な人件費に対する情報化だけではなく，時間もコストとして認識しているでしょうか？ 中間サマリー作成時にここまでのレビュー，さらには退院時に全工程のコストパフォーマンスに対するレビューが行われているでしょうか？ クリニカルパスは，EFファイル（診療行為の種類と実施量を表す情報）を使って退院までの工程を表現するものですが，すべての疾病が網羅されているわけではありません。

　しっかり情報化をしておかないと退院時に困ったりします。「退院予定どおりに進んでいない」「退院時に想定していた目標に到達していない」ではなりません。

　病院の看護職員は情報化が必要であることをわかっていても，それを行う時間があれば患者のベッドサイドに行きたいと考えるのは当然です。仮に，情報化を院外に委託し協働することができれば，大事にしたい看護を実施することができます。

情報化の例

　図1は，7対1看護を標榜する16病院から集めた診療科別ナースコール呼出回数の集計です。神経内科が群を抜いて多く，脳神経外科，救急科，呼吸器内科と続いています。

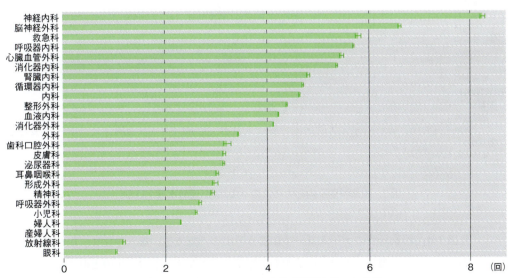

図1　診療科別平均のナースコール回数（信頼水準：0.95）

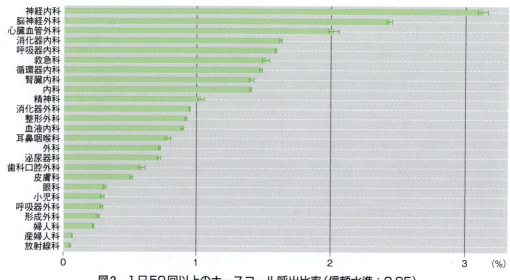

図2　1日50回以上のナースコール呼出比率（信頼水準：0.95）

　図2に，1日1患者による50回以上のナースコール呼出比率を示します。ここでも神経内科が群を抜いています。1日3％を超える出現率というのは，1病棟40床と考えると必ず1人以上の患者が出現していることとなります。

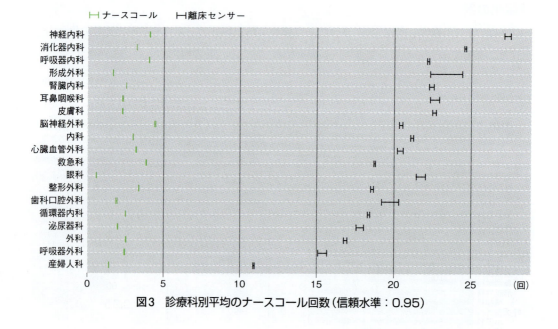

図3　診療科別平均のナースコール回数（信頼水準：0.95）

　図3は，診療科別にナースコールによる呼出の内訳です。離床センサーがかなり多く鳴っています。離床センサーの設置を工夫することがナースコールの出現を抑えるための重要な要素のようです。

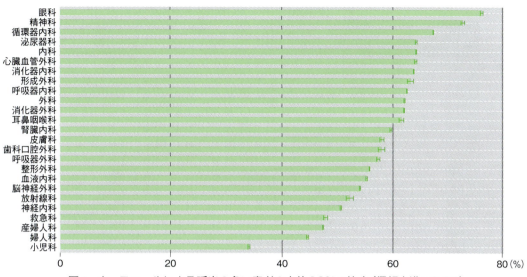

図4 ナースコールによる呼出の多い患者の上位10％の比率（信頼水準：0.95）

　図4は，さらに解釈を加え，それぞれの診療科単位に呼出の多い患者の上位10％が全体の呼出に占める割合を示したものです。ほとんど50％以上です。病棟を40床と考えると，4人の患者の対応を工夫することにより，全体の50％以上のナースコールを対象にできそうです。

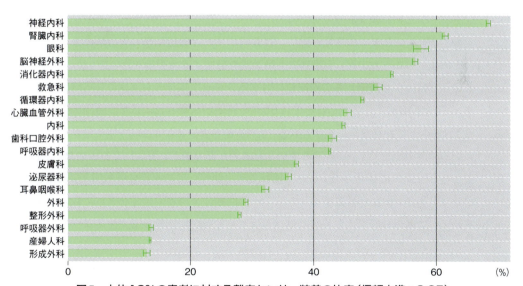

図5 上位10％の患者に対する離床センサー装着の比率（信頼水準：0.95）

　図5は，図4でみた上位10％の患者に対する離床センサーの装着率を表したものです。図3でも確認したように，センサーがかなり装着されています。センサー装着には慎重な検討が必要なようです。

表1 複数病棟における日勤帯の看護活動状況

病棟名	移動時間	SS割合	トイレ割合	その他割合	廊下割合	病室割合	病室+廊下割合	ベッド平均訪室回数	ベッド平均訪室時間(h)	1回平均訪室時間(m)	ベッド平均NC回数	NC回数差分	NC回数偏差値
A1	17	45.2	4.54	7.79	5.47	20.4	25.89	36.7	0.70	1.14	7.6	3.2	66.9
A2	15	32.4	1.26	20.77	1.54	28.7	30.26	28.6	1.02	2.14	13.1	4.8	67.1
A3	18	45.7	2.31	12.83	9.90	11.2	21.06	20.2	0.43	1.26	10.0	6.8	98.2
B1	23	41.4	0.00	13.23	0.26	22.5	22.77	25.8	0.62	1.44	2.7	-2.7	34.2
C1	17	48.5	0.55	8.91	7.55	17.5	25.02	22.9	0.48	1.25	8.7	5.3	90.4
C2	20	47.6	1.28	2.99	10.97	17.2	28.19	20.9	0.51	1.46	13.0	4.7	66.6
C3	16	43.1	0.37	11.19	6.90	22.0	28.92	34.5	0.72	1.25	10.0	4.5	75.1
D1	19	30.5	1.43	5.43	8.20	35.1	43.33	25.7	1.48	3.46	6.2	-0.4	48.6
E1	18	49.4	2.83	5.96	0.74	23.2	23.91	18.0	0.52	1.73	5.6	-1.0	46.7
E2	19	61.5	1.29	0.75	0.18	17.7	17.87	13.6	0.44	1.94	4.0	-1.7	37.1
F1	21	46.6	0.68	10.16	1.41	19.9	21.34	19.5	0.64	1.96	3.4	-0.7	35.7
F2	20	36.0	1.62	10.78	0.98	30.6	31.58	34.3	1.00	1.74	7.2	2.5	61.9
G1	25	45.5	0.00	1.77	4.50	23.2	27.71	23.3	0.68	1.74	3.1	-1.7	41.2
G2	42	26.0	0.00	2.06	7.10	22.9	30.03	21.9	0.66	1.81	4.7	0.3	51.6
H1	19	16.3	2.00	6.94	22.21	33.3	55.56	17.3	0.96	3.32	1.1	-3.7	30.6
H2	20	24.9	1.97	8.25	18.17	26.5	44.66	17.3	0.77	2.68	4.8	1.6	61.2
平均	21	40.0	1.38	8.11	6.63	23.3	29.88	23.8	0.73	1.9	6.6		

NC:ナースコール

　これらの情報は，16病院の情報すべてを対象に導出した結果でした。本来であれば，個々の病院は自院の状況を他病院と比較したくなるのではないでしょうか？　これをベンチマークといいます。

　表1は図1～3までの情報と違い，複数病棟における日勤帯の看護師の病棟内活動状況を情報化した一覧です。看護師の活動動線を把握する仕組みを用いました。「SS割合」という項目は，看護師たちの作業量に対するスタッフステーションにいる時間の割合です。平均が40%で，多いところでは60%の時間が記録されました。時間の少ないところ（16%）とはかなり違います。また，「病室割合」という項目は，作業量に対する病室にいる時間の割合です。ここでもずいぶんと差があります。着目してもらいたい項目は，右から3列目「NC回数差分」という項目です。他病院での収集結果も加えて得られた1日あたり1ベッドから発生するナースコール回数の平均との差分を表した数値となります。マイナスの数値が大きくなればなるほど，他病院に比較してナースコールが少ないことを意味します。

　こうしたベンチマークにより，それぞれの病院・病棟との比較から今後の目標を示しやすくなります。

情報化の促進

　病院では近年，情報システムや集積情報の活用が業務効率の向上に結びつくと考えられ，医療情報部門が大規模病院を中心に拡充されているようです。しかし，医療情報部

門が存在していてもなかなか全部門を対象とできず，特に看護部門には情報活用を進める担当者が少ない現状があります。他病院とのベンチマークも簡単ではありません。

　私たちの周辺にはモノがあふれている状況であり，モノづくりからコトづくりへの転換が必要であるといわれますが，価値創造に前向きに取り組むことが強く求められるようになってきました。

　課題・目標を共有し，マネジメント効率の向上，業務生産性の向上，経営効率の向上，そして患者満足度の向上に結びつける運用により，安心・安全の医療を実現するために情報を活用できる看護のリーダーシップが期待されています。

MEMO

おわりに

　本書は，月刊誌『臨牀看護』と『小児看護』に掲載した内容をまとめて，再編集したものです。多くの現場の看護師たちに事例の提供をいただくとともに，諏訪茂樹先生，松浦正子さん，福田みゆきさん，大島敏子さん，池川充洋さんのご協力のもと，ようやく出版までたどり着きました。月刊誌の連載企画から始まり，書籍化に向けてのプロセスそのものがリーダーシップを考える機会となった，思いのこもった書籍です。

　本書のⅠ章は，筆者が担当の「日常の看護業務におけるリーダーシップ」から始まり，次いで社会科学の見地から諏訪茂樹先生に「リーダーシップ論」を取り上げていただきました。Ⅱ章では，看護現場において，どれほどすばらしいリーダーシップが発揮されているかが5項目10事例にわたり紹介されています。Ⅲ章では，看護現場に必要な交渉術，そして，一歩進んでマネジメントで発揮するリーダーシップ研修など，管理職の立場からもふれていただきました。

　本書の編集を進めているなかで，株式会社ケアコム代表取締役社長の池川充洋さんと話をする機会に恵まれました。そのなかで，看護に関係する企業が，看護の質の向上に大きな期待をこめて事業を発展させていることを知りました。これからのリーダーシップは，職種に関係なく協働できる力が求められます。病院の活動がスタンダードであった看護は，外に飛び出して，社会で求められている看護を知る必要があります。そのことが意識できるきっかけに，付録に掲載したメッセージが伝わることを願っています。

　まずは，看護の臨床現場で発揮するリーダーシップの基本から学び，マネジメントに必要なリーダーシップ，社会で発揮するリーダーシップを共にめざしていきたいと考えています。

濱田安岐子

| JCOPY | 〈(社)出版者著作権管理機構 委託出版物〉
本書の無断複写は著作権法上での例外を除き禁じられています。
複写される場合は，そのつど事前に，下記の許諾を得てください。
(社)出版者著作権管理機構
TEL.03-3513-6969　FAX.03-3513-6979　e-mail：info@jcopy.or.jp

事例で学ぶ 実践！看護現場のリーダーシップ
チームの力を引き出すリーダーをめざす

定価（本体価格 2,400 円＋税）

2016 年 10 月 3 日　　第 1 版第 1 刷発行
2017 年 11 月 1 日　　第 1 版第 2 刷発行

監　修　　大島　敏子
編　集　　濱田安岐子
発行者　　佐藤　枢
発行所　　株式会社　へるす出版
　　　　　〒164-0001　東京都中野区中野 2-2-3
　　　　　電話　（03）3384-8035（販売）　　（03）3384-8155（編集）
　　　　　振替　00180-7-175971
　　　　　http://www.herusu-shuppan.co.jp
印刷所　　広研印刷株式会社

〈検印省略〉

©Akiko HAMADA, 2016, Printed in Japan
落丁本，乱丁本はお取り替えいたします。
ISBN 978-4-89269-897-2